小日子

你的身体还好吗？

克莱萨　阿朱拉　著

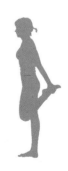

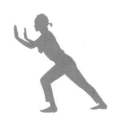

青岛出版社
QINGDAO PUBLISHING HOUSE

图书在版编目（CIP）数据

你的身体还好吗？ / 克莱萨, 阿朱拉著. —— 青岛 : 青岛出版社, 2018.1
（小日子）
ISBN 978-7-5552-6425-5

Ⅰ.①你… Ⅱ.①克… ②阿… Ⅲ.①人体 – 通俗读物 Ⅳ.①R32–49

中国版本图书馆CIP数据核字(2017)第302493号

书　　名	你的身体还好吗？
著　　者	克莱萨　阿朱拉
出版发行	青岛出版社
社　　址	青岛市海尔路182号（266061）
本社网址	http://www.qdpub.com
邮购电话	13335059110　0532–68068026
策划编辑	刘海波　周鸿媛
责任编辑	王　宁
特约编辑	刘百玉　孔晓南
封面设计	iDesign studio
图片处理	叶德永
制　　版	青岛乐喜力科技发展有限公司
印　　刷	青岛嘉宝印刷包装有限公司
出版日期	2018年3月第1版　2018年3月第1次印刷
开　　本	32开（889毫米×1194毫米）
印　　张	6.25
字　　数	100千
图　　数	363幅
印　　数	1–7000
书　　号	ISBN 978-7-5552-6425-5
定　　价	48.00元

编校印装质量、盗版监督服务电话：4006532017　　0532–68068638
建议陈列类别：体育健身、时尚生活

前 言

跟你的身体
慢慢"和解"

"改天一起吃顿饭吧。"

随着年龄的增长，和朋友见面都变得越发不容易。虽然并不是忙得不可开交，但如果不痛下决心，即使是闺密也很难聚在一起吃顿饭。我还听说，结婚生子后就愈发没有闲暇时间了。我虽然还没结婚，但只要精神上稍微放松一下，一周就不知不觉地过去了，甚至感觉连季节都变化得非常快。

有一天，我独自一人坐地铁回家，突然想知道好久没联系的闺密最近过得怎么样，便拿出手机给她发了一条短信，没想到马上就收到了回信。

过得好吗？
我想见你。
该聚一聚了。
咱们应该喝一杯。

闲扯了一通几乎不可能实现的空话后，不知怎地，一下子就定了三周后的周六见面。后来这三周时间很快就过去了。

到了约定日期，我并没有按时洗漱，反而躺着看起了电视，烦躁悄悄地涌上心头！慢慢地，我开始后悔："唉，还不如在家多睡一会儿。""跟她说我浑身酸痛？""要不推脱说家里有急事？"

我本想发一条下次再见的短信，犹豫了一会儿还是起来去淋浴。吹干头发、化好妆后，我坐上了人头攒动的地铁去往新沙站。

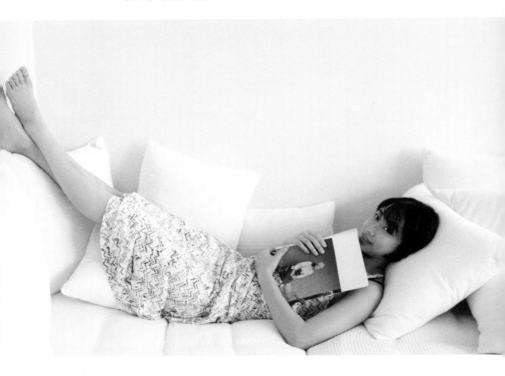

难得见一次朋友，减肥的事情就从明天开始吧！我们点了一桌丰盛的饭菜，开始聊起之前短信没说完的话题。比如前任男友开始恋爱了，和自己的人生没有任何关系的艺人的丑闻等等。不论提到谁，只要一提起来就谈不够。后来谈起各自疲惫不堪的日常生活和心中的苦恼，两人变得亲近起来，仿佛天天见面的人一样。我们打开话匣子谈起过去的事，不知不觉就到深夜12点了。结束了这次会面，坐上末班车回家，又响起了短信铃声，谈话继续……我想，我们之间明明不陌生，为什么积累了那么多想要谈的话题呢？

我们经常见面吧。
如果不能经常见，就保持联系吧。

见了一次久违的朋友，这个周末就这样过去了。

日复一日，年复一年，我们认识的人越来越多，但能被称为闺密的人却越来越少。在日常生活中，仅仅因为学校、工作及兴趣爱好等生活轨迹而联系在一起的有一面之交的朋友，就已经多得令人喘不过气来。但因为我们是不能只靠自己活下去的社会人，就像为了生存要吃饭睡觉一样，我们会精心编织各种关系网，不断建立新的人际关系。

而加强人与人之间关系的方法非常简单，那就是一起吃饭、经常接触。可是现在我们却很难和自己最亲近的家人悠闲地吃一顿饭了。一起吃吃饭，说起来容易，除非生活在石器时代的氏族社会，在现今社会，我们很难想象靠每天都能与某人见面、一起吃喝来加强关系。在通过各种关系交织在一起的复杂社会里，填满手机电话簿的大多是介于陌生人与熟人之间、勉强保持一丝联系的人，甚至是节假日只说一句问候的人。

孩子是否已长大、母亲身体是否健康等，即使不熟悉的朋友之间也会提出一些这样的问题。即使不是很熟悉的朋友，也要不时地问候一次，以免因好久才联系一次而感到陌生。不论是出于需要还是好感，在这个社会上我们不能一个人独自生活，所以不能断开这种藕断丝连的关系，我们需要这样生活下去。疏远有时不是因为谁做错了什么，而是长久不联系导致的。正因为如此，我们更需要珍惜人与人之间的关系。

我做过几年健身教练，但对我自己或我的同事们来说，定期进行运动是一件很难做到的事情。我虽然每时每刻都在教别人锻炼，但自己却常常忘记了运动。到了换季时，每患一次感冒就会错过几次运动机会，以至于之后就半途而废了。连以健身维持生计的健身教练都是如此，更不用说普通人了，所以，结果不看也能猜到。

没有不想保持健康的人。

吃再好的滋补食品和营养品、有再坚强的毅力都不如锻炼能够保持健康的身体，谁都知道这个简单的道理。但在忙得不可开交的日常生活中，即使我们不做运动也能活下去，这与吃饭睡觉不同。所以在每天迫在眉睫的紧张日程表中，运动总是不能被列入优先级。

有的人买了一年的健身房会员卡，却只去过两天。如今，别说是运动使身材更健美，人们就连减掉小肚腩这样的身材小缺点的努力都放弃了。有人会说你懒于管理自己，但你认为自己并没有错：世界上哪有不想过健康生活的人？只是在努力生活的过程中，有很多优先于运动的事情而已。

其实仔细想一想，运动与人际关系的维护有很多相似之处。

根本没有因为太忙而无法见面的人。如果真想见面，哪怕腾出 10 分钟时间也能见面。但出于生活所迫和生存需求，我们要先和需要见面的人见面，所以只能将想见面的人按优先级排序推迟见面而已。运动也是如此，只要下定决心，不论 10 分钟还是 20 分钟，我们都能做点什么，但因为想利用这段时间补觉、恢复身体活力，以应对第二天的繁忙工作，所以很多人没有下定决心立刻进行运动。

在我写这本书之前，曾以健身教练和演讲人的身份，以"生存体力"为主题做过演讲，建议大家随时随地抽空做 10 分钟的运动，并将这些知识点整理成书，我为此感到很自豪。我认为，这就为人们制定了最低限度的运动标准，从 CEO（首席执行官）到高考生，即使再忙的人也没有什么辩解的余地。我见到了很多按"生存体力"计划运动后恢复健康的人，当人们通过 SNS（社交类的网站）和邮件向我表达感谢时，我变得更加自信了。这些案例加上我教过的会员和在演讲厅结识的很多人的成功案例，都使我确信我做对了。但是，当我开了一家运动信息公司，我的工作和生活方式变得越来越像写字楼里的普通职员而不是一个健身教练时，我反而远离了运动。此时，我才开始看到了原来看不到的东西。

问题不在于时间和地点，
而在于心态。

谁都知道做运动好，但是一提起运动，又有点动真格的感觉。想立刻倒下睡觉的时候，谁能使出吃奶的力气去运动呢？与其说我们的生活过于疲劳，不如说我们意志薄弱。就这样一天拖一天，既感觉对不起自己的身体，同时又感到焦躁不安，而真的想做运动时又感到有负担。

仔细想一想，我们头脑中的"运动"是否像给人带来

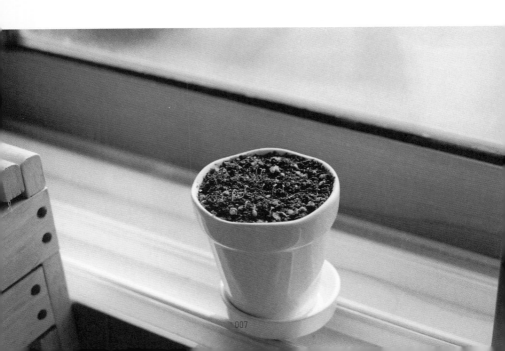

过多负担的酒席或人际关系呢？就像我们虽然冠冕堂皇地说要叙叙旧，要请对方大吃一顿、一醉方休，但心里却因感到负担而一天拖一天。像日复一日拖延时间而逐渐疏远的人际关系一样，身体也逐渐地不能按自己的意愿活动。且不用说日益下降的体力，就连肩膀也在不知不觉中开始酸了，腰也开始痛了。

之后，出于"放任自己"的负罪感，我们会选择跟风喝排毒饮料，还会办一张长期的健身卡，但每次都是竹篮打水一场空。虽然我们对运动感兴趣，了解到很多健身的信息，知道深蹲或弓步有助于提臀，但真的要自己去做又感到为难。其实，这是从心理上与运动存在太大距离的关系。

恢复疏远关系的第一步就是每当有时间就进行短暂的问候，而不是直接去参加一醉方休的酒席。同样，我们的身体真正需要的就是像问候般轻微的活动以逐渐放松，而不是直接就开始练习像泰陵选手村（韩国的运动员训练基地）里的运动员或国家队运动员所做的运动。就像任何一部电影都不会一开头就直接进入高潮，在开始进入跑跳运动的"高潮"之前，我们也需要和自己的身体进行一次小小的沟通。

身体也需要维护。

将汽车停放在停车场整个冬天，蓄电池会慢慢地放电；自行车长期不骑，也会生出一层厚厚的锈。身体也是如此，如果长期不用就会出问题，而出问题后又弃之不用，就形成一个恶性循环。就像长期不用的汽车需要定期检查一样，身体也是如此。即使我们想一切重新开始，但身体不是一台电脑，既不能买新的，又不能进行格式化。

因此，我们并不是要立即更换电脑配件、重新安装操作系统，而是需要整理一下桌面，按下定期更新按钮。

所以，不要因为没有时间而放任自己，要像定期更新系统、清空回收站一样，保持精心维护自己身体的态度。

颈部伸展运动可以作为身体维护的第一步，时常转动一下发硬的颈部；也可以做一下俯卧撑，扶着桌子进行一两次即可；或者下决心做 10 分钟呼吸急促的"生存体力"运动。无论是什么运动，都无一例外地有以下共同点：

使用肌肉。

肌肉附在骨骼上，而骨骼通过关节互相连接。关节内部充满着润滑油般黏滑的液体，以保护骨骼、防止磨损，而能够顺利更换这种"润滑油"的活动就是肌肉运动。当然，即使身体不动，肌肉也在不停地工作。肌肉以构成身体框架的骨骼为中心，防止整个身体坍塌，并保持我们的恒定体温（约 36.5℃）。就像给火炉加油才能发热一样，不停地加热身体的肌肉也需要能量，而肌肉上分布的无数毛细血管就是为肌肉供给这些能量的。

出现头疼脑热、身体酸痛的情况时，可以通过散步改善这种情况，这会让人心情愉快、头脑变清醒。因为走路可以锻炼到以下肢为主的全身肌肉，令肌肉反复收缩和伸展，加速血液循环，在更快地为肌肉供应新能量的同时，也能通过血液更快地排出积累的代谢废物。

换句话说，就像好久不用的自行车链条会生锈一样，如果放任我们的身体不管不问，身体各部位不仅不能正常地获得能量，反而会逐渐堆积代谢物。所以不论是机器还是人，放任不管都会垮掉。

不仅如此，我们体内分布着密密麻麻的神经，与肌肉相连的神经末梢上有感知身体状态的本体感受器（Proprioceptor）。

本体感受器会将平时状态设为基本值，以判断身体状况改变之后的变化。僵硬肌肉的基本值就是僵硬状态，所以产生变化也难以识别，而活跃的肌肉发生变化时，本体感受器就能立刻感知。就像自行车损坏之前，需拧紧螺丝、调整平衡一样，保持身体健康的第一步就是做能使肌肉活跃起来的简单运动，即收紧已松垮的肌肉，通过大运动量放松僵硬的肌肉。虽然做简单的运动和进行一小时瑜伽、慢跑的能量消耗无法比较，但在这种放松身体的过程中，将血液顺利供给周围组织，不仅可以放松心情，还能通过增强骨骼来矫正弯曲的身体姿态。无需进行激烈运动，只需在日常生活中活跃一下僵硬的肌肉，我们的身体就不会过快地削弱自身的功能，就能够维持正常状态。

运动减肥失败不是你的错！

在烤肉的聚会上，你却只是一个劲儿地喝水；把连睡觉都不够的时间分出来运动……这样我们到底能坚持多长时间呢？一年还是十年？

会出现前功尽弃的情况吗？当然会，就像我们一步一步积累的人生成绩也会垮掉一样。越是倾注心血，过程越是艰难，垮掉时所受的冲击就越大，而且一旦垮掉就很难恢复。又因为难以恢复，所以重新开始会更难。这样，运动减肥就会徒劳无益、前功尽弃了。

虽然运动很重要，但它不是与我们的生存直接相关的最优先级事项。需要倾注热情的是我们现在的生活，而不是运动。比如，有孩子的母亲要精心育儿，上班族要努力工作，高考生要把自己的精力集中于学习，他们无需像运动员或健身教练一样拼命运动、承受必须运动的精神压力。

因此我们要做的，就是像偶尔问候一下好久没联系的朋友一样，做到持续关注自己的身体即可，而非太过强求拥有像艺人一样的好身材。循序渐进地运动，比如在某个阳光明媚的下午到公园慢跑，或在新年伊始的早晨开始塑造腹肌。只要放任不管的时间不是太长，从头开始的大门始终为我们敞开着。

也就是说，运动减肥失败并不是我们的错。对于不知道从哪里开始、怎样开始，只是带着压力生活的你，我不会要求太多，反而会拍拍你的肩膀，和你一起从低门槛动作开始，那些让人感到有负担的高难度训练以后再说吧。

所以，关于运动，首先要有正确的心态。

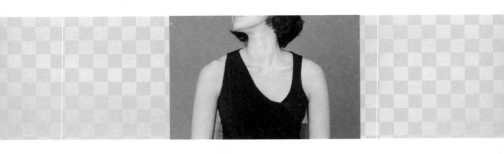

第一章

颈部

头部的支撑

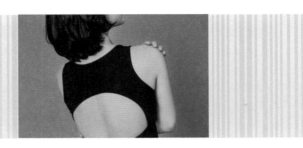

第二章

肩部

身体的"翅膀"

特别专栏

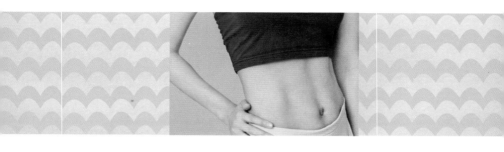

第三章

核心肌肉
身体的重心，骨盆和腹部

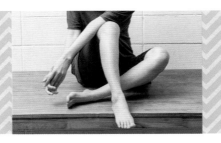

第四章

四肢
手臂和双腿

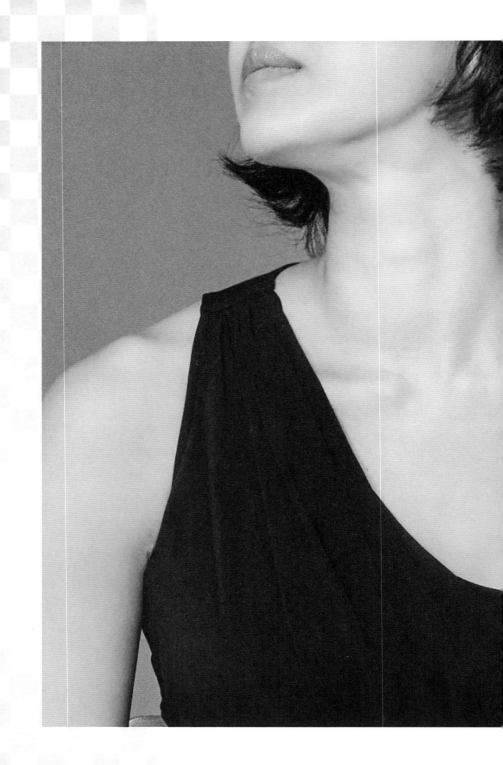

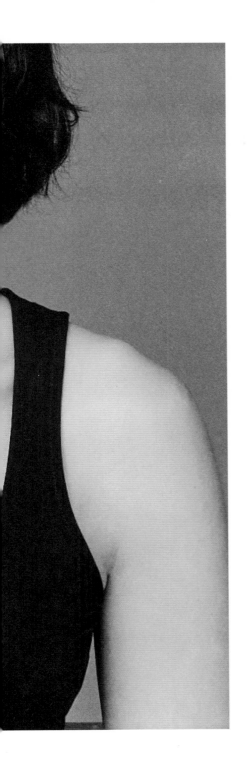

第一章

颈部

头部的支撑

烦恼沿着
颈部传下来

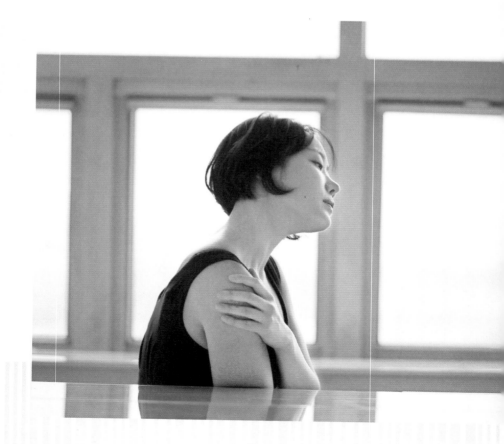

有一个脸颊胖胖的可爱的婴儿，

妈妈用温暖柔和的双手抱着他。

婴儿很重，

妈妈小心翼翼地让他躺下。

婴儿哭了，

妈妈只能重新抱起婴儿。

抱的时间越久，

就感觉婴儿越沉，

于是妈妈越来越累……

出生一个月的孩子

也就重 3 千克。

而一个成年人的头部，

含有大大小小 20 块骨骼、大脑和脑脊髓液，

以及眼、舌头、肌肉、皮肤等，

重达 4 千克，比婴儿稍重。

虽然，成年人的头部比婴儿还重，

但它作为人体最重要的部位，

却不能时时躺下来休息。

而支撑我们头部的颈部，

总共才有七块颈骨。

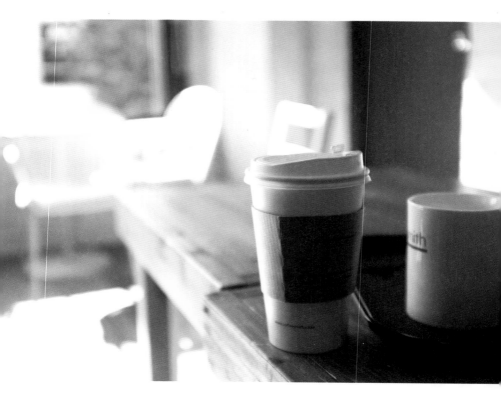

　　这是手机还没出现时的情景：和某个人约好见面的时间和地点后，就只能一直等下去。而现在，像以前一样左顾右盼、以兴奋的心情等待某人的情景已成为过去。如今，我们在乘地铁赴约的路上、在咖啡厅等人的时候，都会低头看手机，我们的视线始终停留在不时响起短信提示音的手机上。

　　无需看更远的地方，也无需活动颈部。
　　从"移动的视线"到"停留的视线"，我们的视线已经被小小的屏幕锁住。如今，我们已不再需要望向远处。

　　手机、电子书、电脑……
　　导致视线始终停留在眼前很短的距离内。
　　我们需要的东西都在眼前，触手可及。

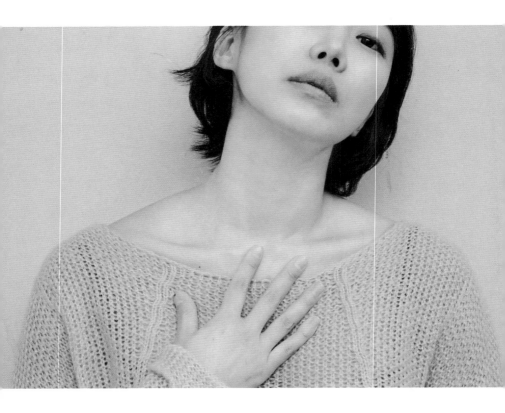

头痛
是颈部发出
的急救信号

很久以前，人类生活在野外环境中。那时，人类的颈部非常灵活，可以随时观察哪里有天敌或食物。而如今的社会很安全，无需为了生存而随时观察周围、保证视野的开阔，颈部也无需频繁转动。因此，缺乏活动而日渐僵硬的颈部肌肉，会经常疼痛。

可能很多人都有过看几个小时电脑后头痛的时候，我们可能会揉一揉模糊的眼睛，错误地认为这是疲劳造成的，但出乎我们意料的是，在大多数情况下这是因为颈部肌肉僵硬造成的。因为从心脏向头部输送血液的颈动脉经过横穿颈部两侧的胸锁乳突肌下部，当这块肌肉变硬时，就会挤压血管。因此，我们常常会遭受不明原因的头痛困扰。有时，我们因疲劳所导致的头部压力还会传下来，进而使胸锁乳突肌变硬，造成恶性循环。所以不管怎样，不要不分青红皂白地吞下头痛药，而是要解决根本原因——颈部肌肉问题。

再说一次，头痛是颈部发出的急救信号。

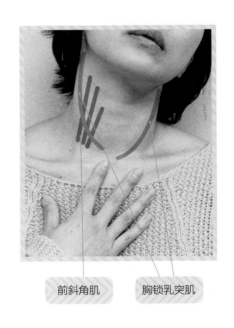

前斜角肌　　胸锁乳突肌

如果只用一片镇痛药就能彻底消除头痛，那该多好呀！但并不是那么简单的。如果平时因毫不关心而导致本就不起眼的颈部一侧的肌肉变硬，不仅会引起头痛，连着僵硬肌肉的一侧面部也会完全歪斜。

说起来，这和一对情侣之间的关系很相似。不论是过分执着还是根本不关心，失去平衡的关系都会从心灵深处伤害对方。电视剧中的夫妻、情侣们因为小小的意外和失误走向分离的情形，在我们的身体中也会随时发生。生活方式互不相同的两个人，如果没有逐渐适应对方，爱情就会无精打采地结束。

不论你是谁、做什么，生活中的平衡非常重要。当然，在任何关系中都不会存在 50 ：50 的机械性平衡，也没必要非得追求这一点。少许不平衡和调节平衡的紧张感会推动关系的发展。

肌肉也是如此。就像有人习惯用左手而有人习惯用右手一样，肯定存在一定的不平衡。只有通过将这种不平衡变成平衡的努力，我们的身体才能恢复生机。注意，成功实现这种调节全靠作为身体主人的你。

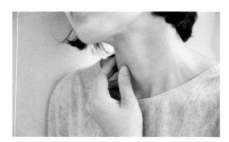

平日，可以常常在胸锁乳突肌处轻轻揉一揉。

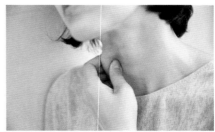

　　如果经常头痛或一侧脸看起来特别僵硬，可以多揉一揉那一侧的颈部肌肉。习惯性地揉一揉胸锁乳突肌使其变软，就无需担心头痛和面部歪斜。对于经常发生头痛的人，这可能是比镇痛药更快、更简单的解决方法。

　　就像每次跟爱人吵架后嘟嘟囔囔发牢骚的朋友，我们常会说："谁让你平时不好好对待他/她呢？"

　　身体也是这样，如果平日里我们对它呵护不够细心，就会有这样那样的问题出现。

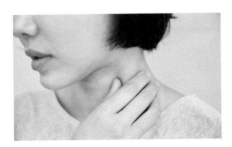

胸锁乳突肌是指颈部从头后到胸前的肌肉，最好沿着其生长的方向均匀用力按摩。

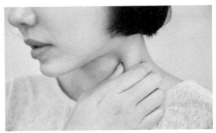

弯曲的颈部、
不正常的颈部

不论是大自然还是身体，资源都是有限的。吃饭、呼吸、用双腿走路，在日常生活中的每一个瞬间，我们有限的能量都会慢慢被消耗。每个人的体力极限和能量极限各不相同，但有一点是公平的，那就是不论我们要做多少事情，可消耗的能量总值是一定的。

想一想给花浇水或散步的情景吧：这个过程非常简单，所以通常会伴随着打电话或看电视。虽然二者同时进行并不会相互影响，但我们消耗的是浇花和看电视的两部分能量。而如果需要集中精力的情况呢？比如准备迫在眉睫的高考，或者制订重要的计划方案等。如果在重新读已读过的书，或者反复修改已完成的建议书时，再同时看电视或打电话，就会超过消耗能量的极限。如果不能集中精力，效率就会降低，就不能很好地完成一件事，只会增加疲劳感。越是重要的事情，越需要集中精力，而需要集中精力的时候，绝对不能同时做几件事。

这就是我们的身体。

然而，你再集中精力全力以赴，也有可能把考试考砸了；再仔细检查账簿，也有可能漏掉重要信息。集中精力、尽一切努力尚且如此，我们又怎能同时兼顾两方面的事情来获得最好的结果呢？

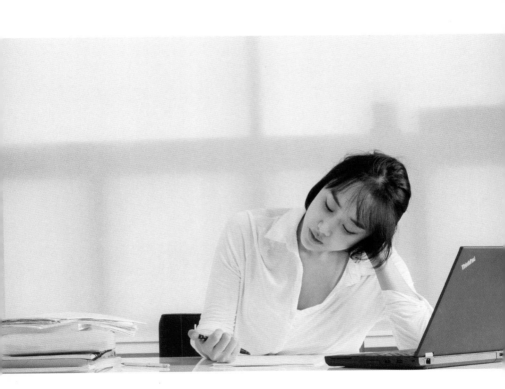

人跑步时，要把精力集中到双腿上；画画时，要把精力集中到拿画笔的手指尖上。写月末总结稿时，应暂时不管姿势什么的，把精力集中到正在进行的工作上，这样才更有效率。

费脑子的事情一多，身体自然不能保持"正确的姿势"。放松腰部、舒服地靠在靠背上的懒散姿势，是我们身体用来节约能量的自然本能。谁都知道正确的姿势好，但应该理解"不良姿势也是无可奈何的"。

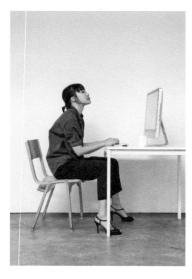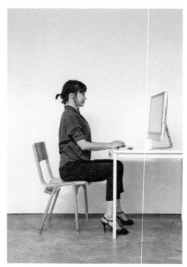

正确的姿势超出了身体本能范围。身体追求舒适的意志总是会战胜我们心里追求正确姿势的意志。要保持收回下巴、挺腰收腹的正确姿势，比想象中会消耗更多的能量。仅保持五分钟正确的姿势都会筋疲力尽，这是真的。你可以保持正确的姿势坐在椅子上，集中精力工作五分钟试一试，你就会知道这是多么吃力的事情。因此，迫于现状我们只能采取不良姿势。

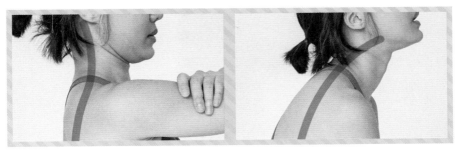

正常颈部   "龟脖子"

　　如上图，我们出于本能、不知不觉采取的这种"有效"姿势被称为"龟脖子"（脖子前倾）。

　　为了在计划方案中增加一行字，或者不遗漏一个字，我们无辜的颈部就要付出僵硬的代价。第一天上班时心情很激动，但三年之后，便会感到枯燥无味。同样，脖子前倾的状态长时间持续时，由于脖子僵硬，工作效率会越来越低，最后给我们留下的只有僵硬冰冷的颈部。

　　工作、学习乃至取得成功，都需要健康的身体。比起暂时的高效率，我们更需要能够长期生存下去的身体，因为以后的日子还很长。因此，不要被各种有关健康的不实传闻所迷惑，进行不熟悉的运动，或者被电视节目所迷惑，买下一大堆之后不会吃的营养品。拥有健康的身体，首先要学会放下。我们的身体已经被填满了各种东西，如果真的为自己的身体着想，就应该先自觉地放下很多填满我们身体的东西。

午饭后的午休时间、"马拉松"会议结束后的休息时间、交通拥挤的上下班路上，我们的头脑常常会浮想联翩，不知不觉地感到迷迷糊糊。如果将这种迷迷糊糊的时间加在一起，其长度会超出你的想象。虽然这些闲暇时间分散开来很短暂，无法让你彻底放松，但是活动一下僵硬的颈部倒是足够了。

平时我们自以为很明白的健康知识，其实常常是错误的或片面的。比如我问你："今天上班路上的天空是什么颜色？"你或许会仰望一下，但是一般不会认真地观察云彩的形状和运动情况。有多少人能用一分钟的时间仰望天空呢？如果你现在抬头认真地看一下天空，陌生的感觉会沿着颈后传下来。我们以为很熟悉的事物，却给了我们陌生的感觉。很多常识也是这样，我们陷入"错觉"里，对一些本应该熟悉的东西放任不管、自以为是。

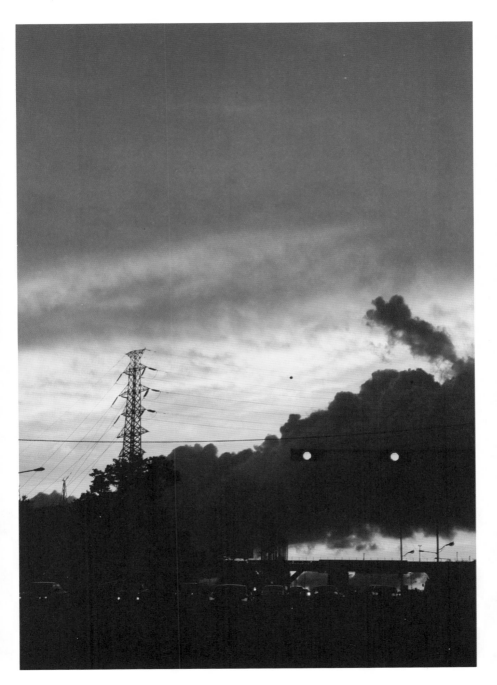

　　肌肉会随着我们的呼吸节奏细微地松弛和收紧。呼气时松弛、吸气时收紧的肌肉运动，在瑜伽和普拉提中还被用来辅助提高身体柔韧性。但是，没必要学这种运动所追求的复杂呼吸方法，我们只需要按照自己身体所熟悉的呼吸节奏深深地吸气，再慢慢地、细细地呼气，集中精力唤醒麻木的肌肉就可以了。

　　这样已经足够了。

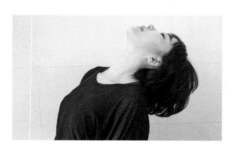

尽量多多地吸气后，仰头看看天花板，再慢慢地、细细地呼气，保持姿势不变。

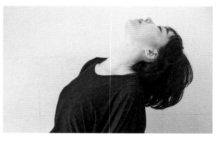

　　照着上面的方法做，僵硬的颈前肌肉被拉长，原来伸长的颈后肌肉主动收缩，你会感觉到肌肉活跃了起来。由此看出，活跃肌肉的原理很简单：伸展经常收缩的部位，收缩经常伸长的部位。

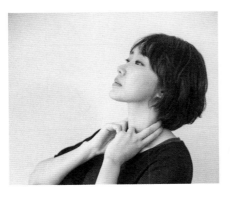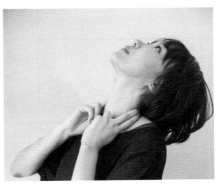

"发呆"第一步：双手各把两只手指搭在颈后并向前拉，头部顺势向上抬起，伸展颈前肌肉。

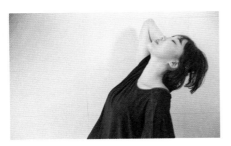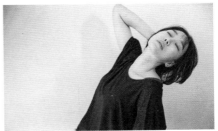

"发呆"第二步：用一只手撑住头后，减轻头部重量，同时把精力集中到颈部；另一只手支撑腰部。闭上嘴，向上抬起下巴，伸展颈前肌肉，之后向左、右轻轻转动头部。

就像不同类型和音色的乐器可以一起演奏出优美的旋律一样，不同结构和功能的肌肉组织相互合作，就可以实现身体的运动功能。然而，一个乐器发出的噪音会破坏整首乐曲。疼痛也是如此，它就像是乐曲演奏中出现的不和谐音符。身体状况不佳时，我们的肩膀首先会酸痛，值得注意的是，后颈也许并不是疼痛的起点。

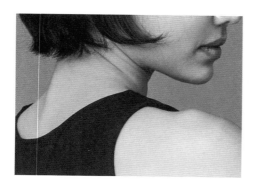

颈部是个非常关键的部位，
它是连接胸部和臀部的身体支
柱——脊椎的起点。

在脊椎的结构中，颈部是最脆弱和纤细的部分。
比起较厚的腰骨，颈骨对很小的压力也会做出敏感
的反应。所以，无论你怎么揉肩部和后颈都没有用，
只要你的姿势不正确，疼痛消失只是暂时性的。颈
部疼痛其实是在警告你：身体的支柱正在受到威胁。

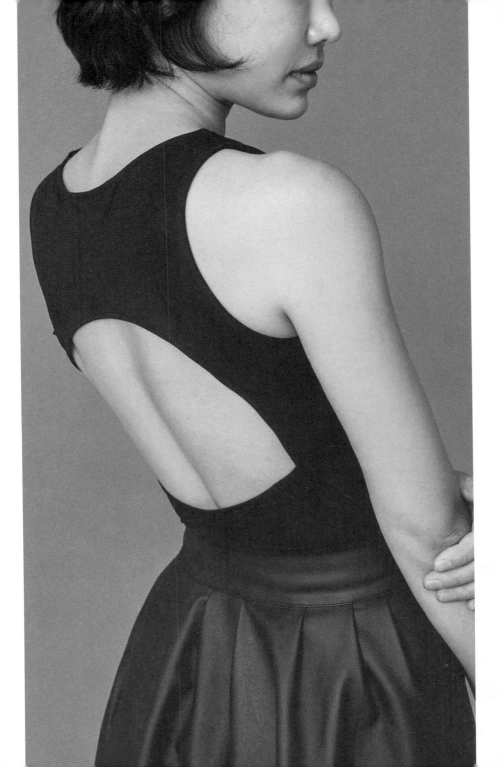

运动颈部肌肉，
从胸锁乳突肌开始

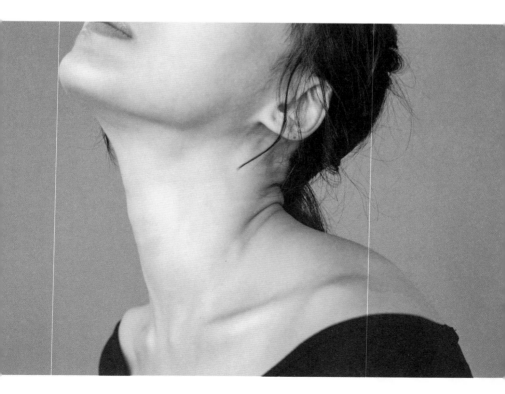

　　侧头用手摸前颈部，可以摸到凸出的胸锁乳突肌，像一根绷紧的绳索。胸锁乳突肌的主要作用是使头部向两侧转动或向前低头。我们抬头看电脑或电视时，胸锁乳突肌始终处于僵硬的状态。

　　活动动作仅相当于逐渐僵硬的身体各部位的"润滑剂"，我们没有必要过分伸展肌肉来承受痛苦。肌肉活动既没有规定的程序，也没有复杂的顺序。我们既不是医生也不是健身教练，无需学习有关肌肉的所有知识，我们只要通过身体感觉和熟悉肌肉的位置和形状，能够在脑海里浮现出其结构就已经足够了。

　　什么技巧、精确呼吸等等就先不要考虑了。

　　我们需要的是一分钟的悠闲和好的心态。

　　我们需要的只是想象力，

　　如肌肉怎样运动，感觉怎么样，

　　在脑海里描绘出皮肤下面的身体结构等。

　　对我们身体的想象力，从容易触及的胸锁乳突肌开始。

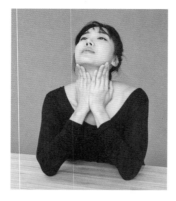

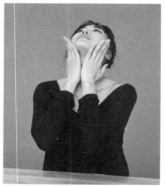

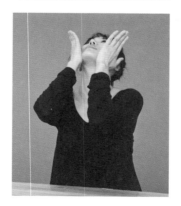

　　想象有一只看不见的手抓住头部并向上提，把两只手的手掌贴紧颈部，将下巴抬起之后有意识地收紧后颈部，向上抬头，伸展前颈，双手手掌感受胸锁乳突肌伸展的感觉，之后轻轻向上移动手掌、按摩颈部。

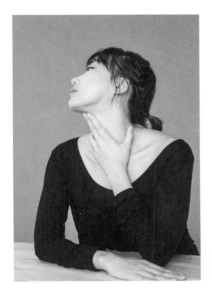

用两根手指引导胸锁乳突肌的运动。

用手掌轻轻支撑颈部，再将拇指和食指沿 30 度方向对准另一侧的胸锁乳突肌，通过手指运动将下巴顶起，感受沿着侧颈部传来的刺激。

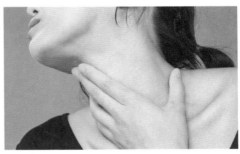

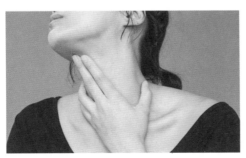

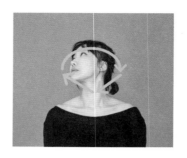

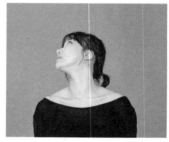

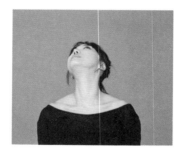

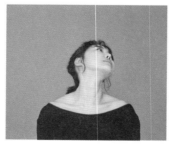

　　斜向抬起下巴，绷紧胸锁乳突肌等颈前肌肉。之后慢慢呼气，缓缓地用下巴画一个大"V"形，把视线转向另一侧。

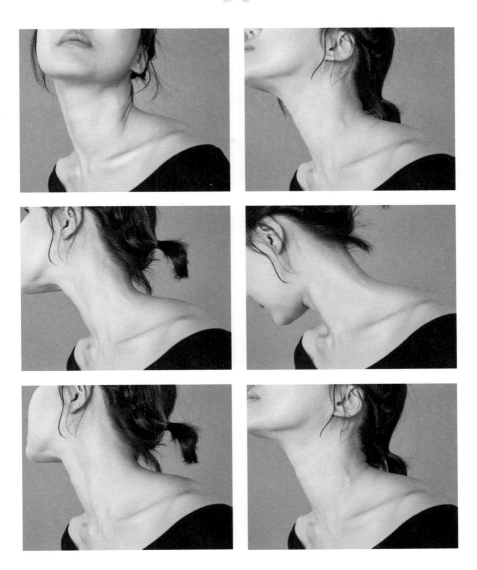

承受压力的盔甲
——斜方肌

就像呼吸和眨眼一样，承受压力是日常生活中的一部分，压力不会完全没有，只有强弱之分。不过，这也是我们至今能够生存下来的理由。

精神压力是一种急救信号，承受压力信号的肌肉比平时更紧张，收缩得更多。这样，这些肌肉才能控制我们的身体更快地逃跑、更坚强地斗争，保证我们能够活下来。如今，我们虽然不会为了躲避猛兽而逃跑或和猛兽打斗，但日常生活中仍然存在着压力。

比如熬夜解决问题，

比如上司的唠叨，

再比如乘坐人头攒动的地铁，等等。

首先对这种压力做出反应的肌肉是用于支撑头部的颈部和肩部肌肉。但是要注意，紧张会导致肌肉僵硬，肌肉僵硬会带来疼痛。

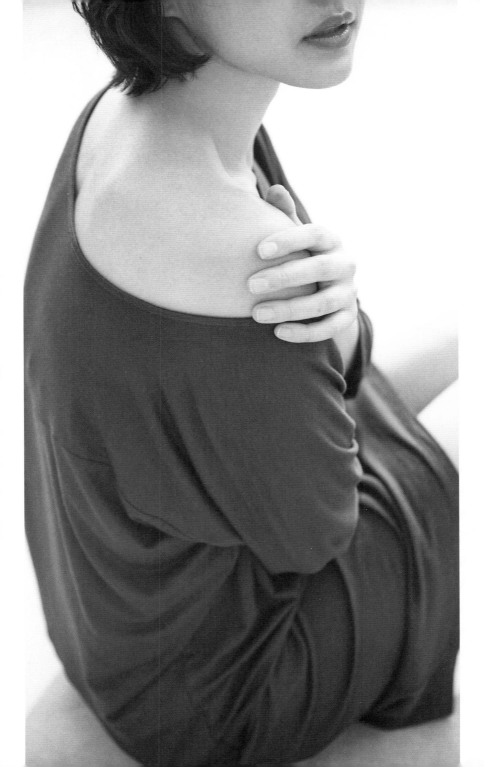

曾经像盔甲一样，用于抬起沉重的岩石和拔出树根的斜方肌，如今已沦落成我们身体中不起眼的一部分，仅用于翻一翻手机了。还没用上与生俱来的能力就被压力折磨的斜方肌，不知什么时候已变成像石头一样硬的"死肉"，硬得难以松弛了。曾经压力是鞭策人类生存的信号，而如今却成了影响我们身体健康的障碍物。

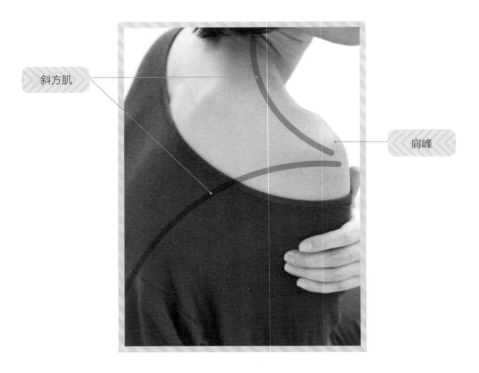

斜方肌因形似和尚袈裟而得名"僧帽肌"，被人们误认为是一块小肌肉，但其实从外面看到的斜方肌只不过是冰山一角。斜方肌从头后开始，横跨后背 80% 的面积，在肩部最上方的肩峰处结束。

需要通过想象力引导伸展运动。

放松斜方肌的动作简单易行。但是，并不是跟着图片的动作练习就能刺激到斜方肌，而是需要我们同时在脑海里想象着斜方肌的位置、感受伸展的斜方肌。

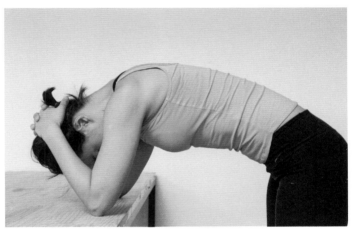

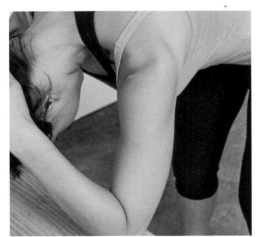

用胳膊肘轻轻地抵住桌子，自然支撑上体重量，集中精力伸展位于后颈的斜方肌。

用力收紧腹部，防止应集中于斜方肌的力量被分散到胸部以下。

只做动作没有什么意义。

只有同时保持想象力，才能真正地达到放松身体的功能。

激活僵硬的肌肉要靠想象力，而不仅仅是靠运动本身。

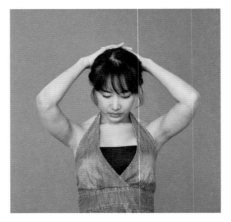

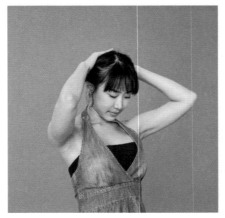

双手放于头后将头部下压，感受斜方肌的拉伸。

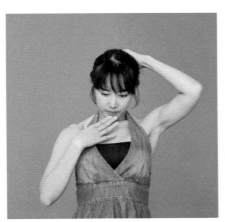

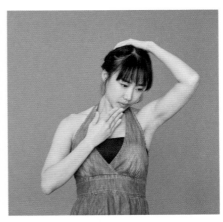

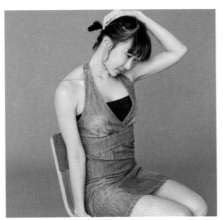

　　把一只手搭在头上，另一只手放在下巴上，双手轻轻向下压头部，充分感受斜方肌被拉伸的感觉。活动过程中挺腰收腹，避免腰部因头部下压而向前弯曲。

"解冻"
肩胛提肌

　　尽管颈部很重要，但我们很难一一记住复杂的颈部肌肉的名字并随时关注它们。如果哪天没睡好觉，转头时有着剜肉般疼痛、使你倍感折磨的那块肌肉就叫作"肩胛提肌"。肩胛提肌是小而薄的四根肌肉，位于斜方肌内侧，附在肩胛骨与头部之间，非常敏感和纤细。

　　我们随处都能看到强调宽大的斜方肌作用的理论，而在体积和作用方面微不足道的肩胛提肌，只有被扭伤时才会比任何肌肉都强烈地表现出自己的存在感。

　　扭伤的肩胛提肌，即使使劲揉搓和伸展也不易松弛；即使通过针灸或服用肌肉松弛剂，也不能消除令人烦恼的疼痛。并且，甚至都没有可以让肩胛提肌做伸展运动的合适动作来消除此处的疼痛。因此，我们就应寻找更特别的方法了，如同哄无缘无故哭闹的孩子，需要适当地"教训"一下它。对敏感的肩胛提肌来说，与其轻轻地揉一揉，不如用力地揉。

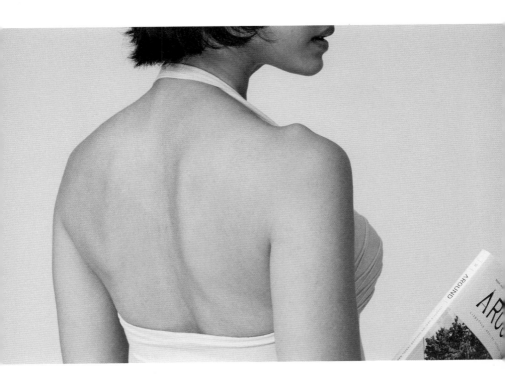

就如我们小时候玩捉迷藏一样，当捕手靠近时，藏起来的孩子一动不动，直到被抓才开始动起来。对待僵硬的肩胛提肌，我们也要用这种类似"解冻"的方法，即俗称"肌肉能量松弛法"的"收缩 – 放松疗法（Post Isometric Relaxation）"。这是一种伸展运动，它先给肌肉施加强力，使肌肉僵硬后再让其松弛。对于像针扎一样的后颈疼痛，比起轻轻揉一揉，这种"解冻"疗法更加有效。

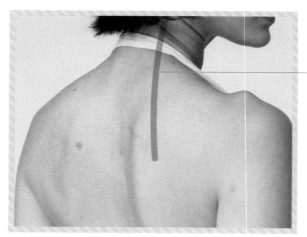

肩胛提肌

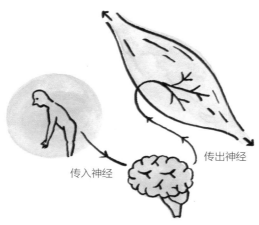

传出神经

传入神经

　　我们闻气味、吃东西及听声音时，感官神经会把气味、味道及声音的信息传递到大脑。同样，肌肉也会把感觉信息传递到大脑。接收肌肉信息的感觉感受器叫作本体感受器（Proprioceptor）。本体感受器可以防止肌肉因过分收缩而破裂，具有根据具体情况使肌肉保持适度紧张的作用，即肌肉收缩时，使其松弛一点；而肌肉放松时，它会使肌肉适当收缩。

　　肌肉收缩使关节活动，比如当我们使出浑身的力量推墙或者把身体悬吊在树上时，我们的身体就会靠收缩肌肉来抵抗外力。坚持用"解冻疗法"，在用力后放松的一瞬间，肌肉会比刚开始变得更松弛。

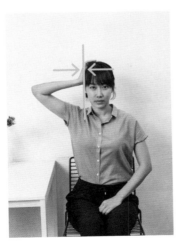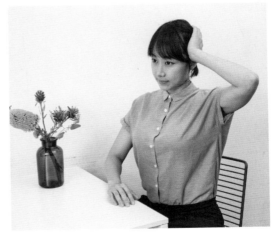

　　一只手掌撑住头的一侧，使出 75% 的力量推头部，头部也用相同的力顶住手掌。如此将力量相互抵消，心里默数 8 秒，然后松开。

　　大脑从感受器接收信息需要一定时间，大概为 8 秒。做动作时，头和手掌保持互相推，可以感觉到颈部肌肉在收缩。

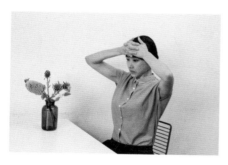 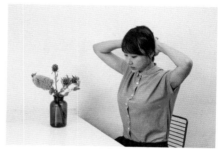

　　将双手交叉，分别放在额头、后脑勺，用力向后、向前推，头部也相应抵抗手掌的推力，坚持 8 秒后松开。

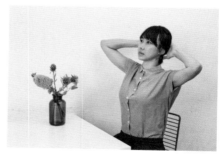

　　头向后，双手交叉紧握置于脑后，向前推。

　　最好的方法就是在头、颈产生疼痛之前，"问候"肩胛提肌。

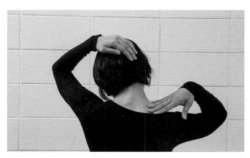

"问候"肩胛提肌,最常用的方法就是做肩胛提肌伸展运动。

一只手斜放在头后,将头部向一侧前面拉动,另一只手放在肩上或背后,保持肩部下垂。

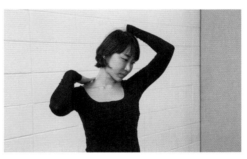

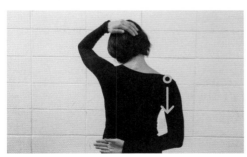

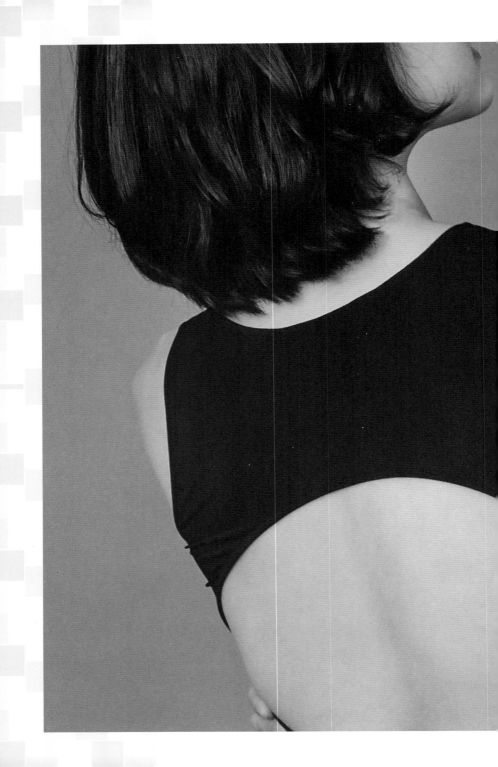

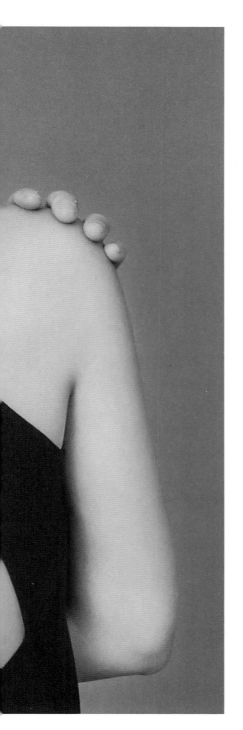

第二章

肩部

身体的"翅膀"

身体不用就会"生锈"

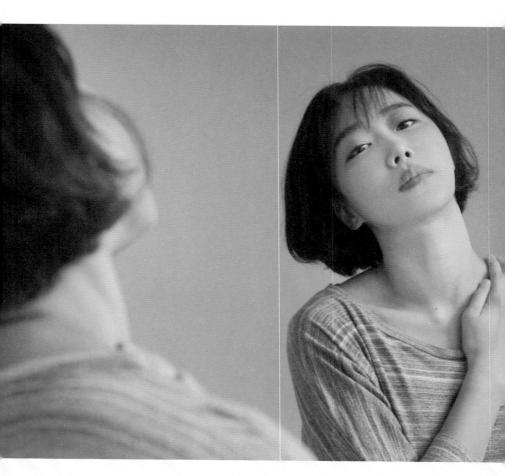

学习,

制订企划方案,

浏览手机,

照料孩子,

大扫除,

刷碗……

结束疲惫不堪的一天,

躺下来睡 6 个小时,

醒着的时间为 18 个小时。

在两臂之间展开的一切的日常活动中,

我们大多数人,

都以 18 个小时的僵硬状态生活着。

意识在 18 个小时内始终活跃,

而肌肉在 18 个小时内却始终处于僵硬状态。

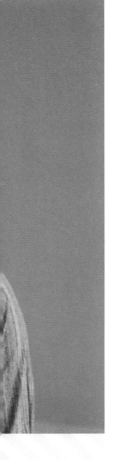

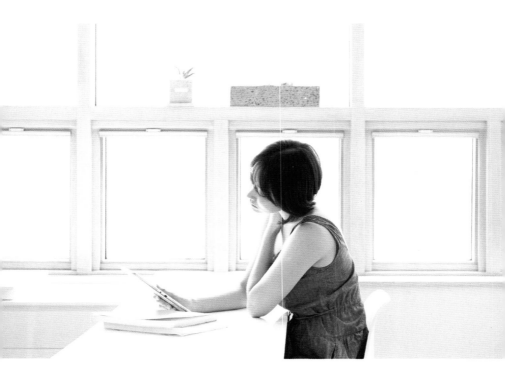

前倾的头、弯曲的背和腰，是我们平时常有的姿势。

在工作时间内，我们的身体习惯于舒适的工作姿势，这会影响到我们的肌肉，使肌肉也习惯于我们所采取的姿势。最常见的是前胸的胸大肌和后背的斜方肌等强大的肌肉习惯于不良姿势，导致周围弱小的肌肉被大肌肉牵拉而变得僵硬。

姿势改变肌肉，肌肉使姿势成为习惯。

长期保持已成为习惯的姿势，肌肉会不知不觉地慢慢变硬，这会迫使我们的身体轴线——脊椎弯曲。我们每一天都想努力生活，但我们的身体却力不从心，由于错误的姿势导致肌肉之间出现吱嘎乱响的情况也是很常见的。

日常不良习惯
会让你的肩膀歪斜

　　四脚动物的胸肌都较大，是因为它们走路时要用到前腿，牵动前腿的胸肌自然会变大。当我们还是一个不能站立的婴儿的时候，胸肌和臀肌都是我们接触地面活动时的动力源泉；而长大成人后，虽然我们不再用双手"走路"，但用来控制双臂活动的胸大肌仍然是最常使用的肌肉。

　　不论是坐在化妆台前擦口红、涂睫毛膏，

　　还是坐在桌子前敲键盘、用手机，

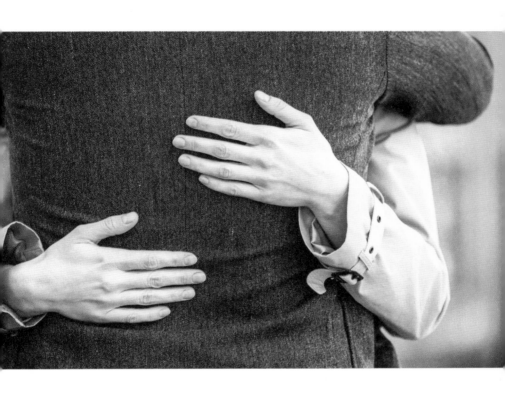

还是紧紧拥抱我们所爱的人，
都是胸大肌在用力。

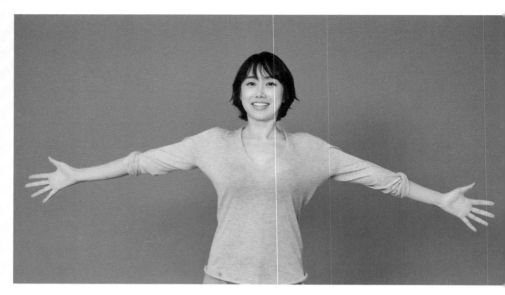

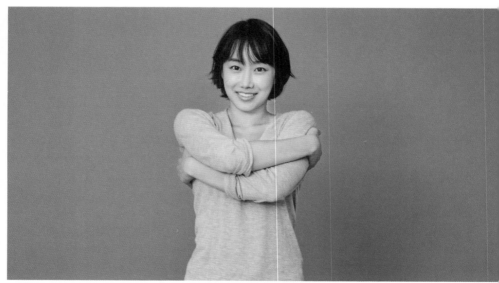

张开双臂时，胸大肌伸展；双手抱肩，胸大肌强烈收缩。

刷牙和翻书时，虽然不需要用较大的力，但向前抬起双臂的动作，也会让胸大肌不停地进行轻微的收缩。然而在人类爬树摘果的远古时代，与生存直接相关的强健背部和胸部肌肉是力量的源泉，胸大肌格外发达。而如今我们即使不再搬动石头或挥动斧子也能生存下去，因此不常活动的肌肉正在像化石一样逐渐变硬。

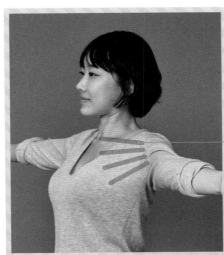

胸大肌

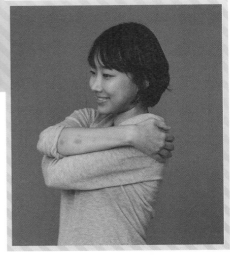

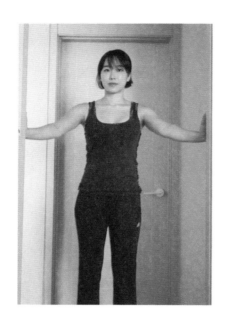

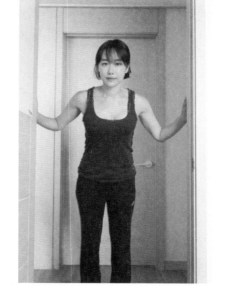

　　放松肩膀使其下垂，以免斜方肌受
力；用力收腹，防止弯腰。

　　把双臂抬到齐胸高度，双手分别抵
住两边门框轻轻向外推，做大幅度扩胸
运动。背部有意识地收紧，在扩胸时慢
慢收缩，只要是有门的地方均可做这个
动作。做动作时只充分伸展胸大肌即可，
无需做俯卧撑似的太过前倾的动作。

　　既然胸大肌会慢慢变硬，后背肌肉也会随着胸部弯曲和肩膀伸长而变硬，从而导致连接双臂和身体的肩部的小肌肉松弛。时间一长，本应以柔和的曲线支撑身体的胸椎，沿着卷曲的胸部也在变硬。不论是哪块肌肉，只要不用就会萎缩和僵硬，失去原来的柔韧性。

　　亡羊补牢，为时未晚。人类体能昔日的辉煌虽已不再，但依旧可以挽回。

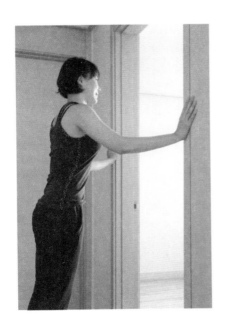

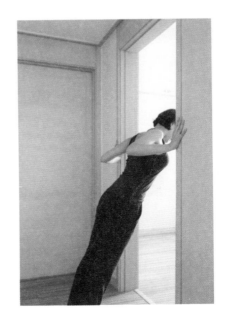

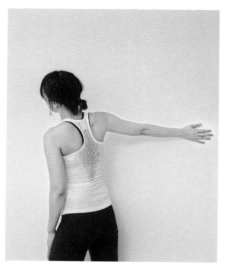
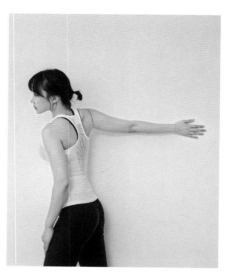

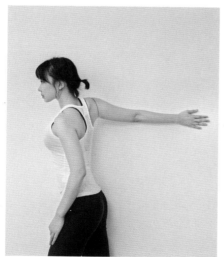

身体贴住墙面，一侧手臂向后伸展，收紧背部使胸部扩张。

之后转动贴墙的骨盆，使肚脐朝前，角度越大，强度也越大。

贴墙的胸肌会自动伸展，同时把相反一侧肩部用力向后拉，另一侧胸肌也会活跃起来。

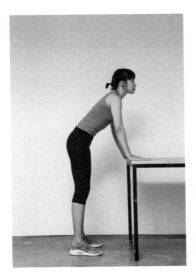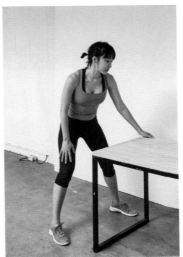

肚脐朝前，有意识地收紧背部。

打开胸部，使肩部和骨盆保持水平。

转动上半身呈侧弓箭步，一手扶住桌子不动，拉伸胸部肌肉。

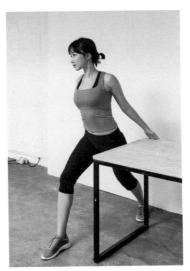

体内
看不见的纽带

不论在何时，如果没有精心呵护两人之间的感情，分手总会到来。日复一日枯燥的日常生活会使人际关系变得疏远，以前不在身边就非常想见的人，不知什么时候开始变成了令人喘不过气、感到有负担的人。到了这个时候，分手就会不期而至。

虽然是结束不可挽回的关系，但心还是很痛。岁月的流逝固然无可奈何，但也会使失败的爱情和分手的痛苦变得麻木。

人与人之间的事都是如此，往往分合好几次才会真正地结束。斩断恋人关系，扔掉对方的东西后，即使过了好长时间，如果突然从角落里翻出了他/她的牙刷或旧T恤之类的物品，心情仍然会很沉重。晚上喝醉酒后，嘴里念叨着脑海里还未删除的号码，整个夜晚翻来覆去，心情久久不能平静。

我们的双臂连着肩膀，但组成肩关节的骨骼却未连接到背部。构成肩膀的肩胛骨仅仅连在锁骨的末端，本质上只是一块浮在背部的巴掌大小的骨头。而连接如此不稳定的两块肩胛骨的肌肉就是我们的菱形肌。

就像上面说到的恋人的关系一样，如果不好好维护两人之间的感情纽带，分手就会到来。我们的身体也是如此，如果不好好维护菱形肌，肩膀、胳膊就会变得僵硬、不听使唤。

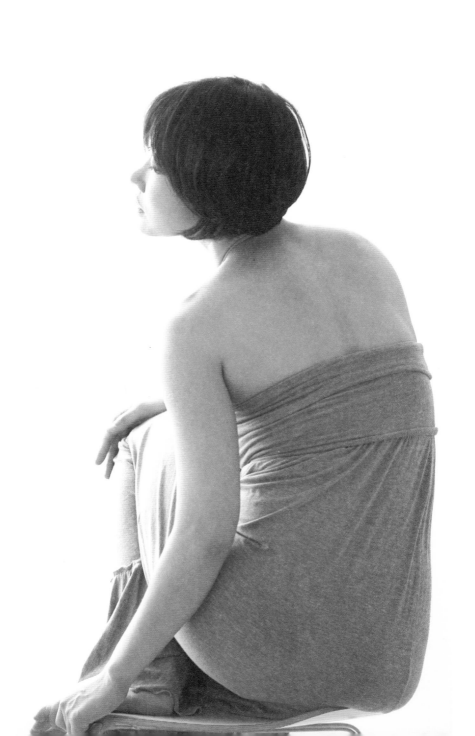

如同两个人以爱情为纽带建立关系，菱形肌则是通过连接两块肩胛骨来活动手臂。

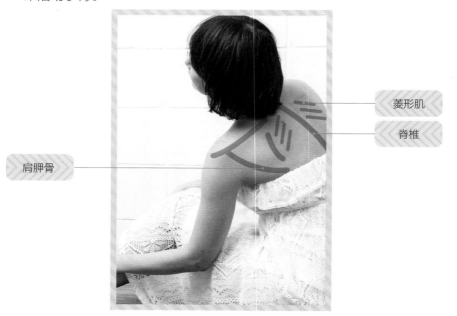

菱形肌

脊椎

肩胛骨

热恋时两人一直拉着手，直到满手都是汗也不舍得放开，但不知从什么时候开始，两人都开始把手插在衣袋里不拿出来，关系慢慢变疏远了。身体也是如此，平时不觉得哪里不舒服，但是待弯下腰后，我们才开始觉得有什么地方不对了，比如我们平时没有通过扩胸运动伸展的胸大肌和具有收紧肩膀作用的菱形肌。

不稳定、浮动的肩胛骨随着弯曲的身体无力地张开，连接它们的小而硬的纽带（菱形肌）不知不觉因失去紧张感而变得麻木，就像分手就那样悄无声息地来到了一样。

因为一些东西很柔弱容易破碎，所以更需要珍惜，比如像芦苇一样摇摆的感情、麻木的情感等。但是我们却不能像斩断不可挽回的关系一样，放弃自己的身体。

如果平时不注意失去紧张感的小菱形肌，身体会马上被胸大肌牵拉而失去平衡。就像人们之间的关系一样，即使生活中忙得不可开交，如果你还爱他，就应为两个人的关系寻找新的刺激，不断做出努力。

不论是人际关系还是身体，只要还没结束就有很多挽回的机会。虽然不能恢复到孩子时健康有活力的身体状态和有弹性的肌肉，但只要我们努力就能恢复到能够达到的最佳状态。时间还是照样流逝，不论你是放任不管，还是努力地保持。但我们可以决定时间流逝对我们身体的改变速度，让时间看起来流得很慢，决定权就在我们自己的手里。

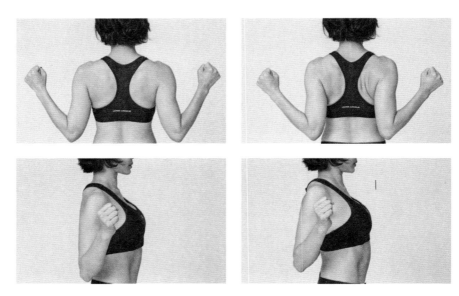

轻轻握拳，向下拉动肩胛骨使肩膀下垂，胳膊肘稍微向后挤压，使两个肩胛骨靠拢。

背部神经比较迟钝，因此要在脑海里描绘出肩胛骨末端的形状。做动作时要强烈地收紧，想象肩胛骨两端相接触的感觉。

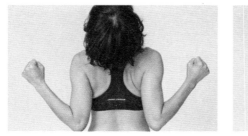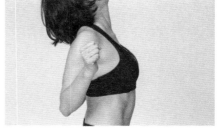

一开始，如果不能收紧肩胛骨，而是习惯性地用紧张的斜方肌用力的话，就要仰起头消除斜方肌的紧张感。

　　长时间抱孩子或坐在书桌前导致的颈肩酸痛，是因为我们总是向前蜷曲身体。其实活跃肌肉的原理非常简单，就是向习惯动作的相反方向用力。

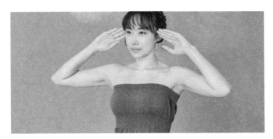

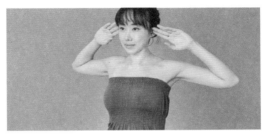

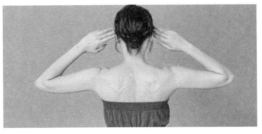

　　肩膀下垂，用双手抵在耳旁，双臂向后靠拢，收紧两个肩胛骨后再松开。

　　靠拢两个肩胛骨时，可能造成斜方肌过分用力，所以要集中精力，有意识地做下垂和靠拢动作。

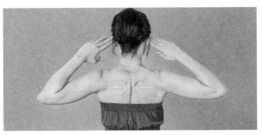

　　经常向前蜷曲的身体，只需靠拢两个肩胛骨，就能使僵硬的肌肉得到新的刺激。本来向一侧倾斜并且疼痛的身体，也可以重新找回平衡，恢复原来的状态。

　　菱形肌的活动范围比较窄，因此做动作时要在脑海里描绘出位于肩胛骨之间狭小空间内的菱形肌的形状。由于我们看不见背部，因此自己的感觉比动作更重要。

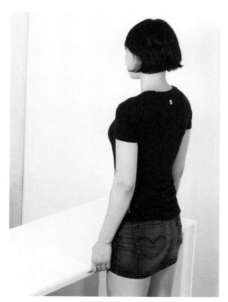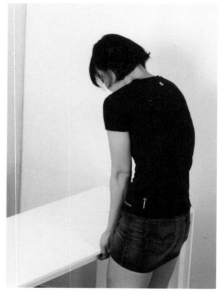

　　稍微蜷曲身体，双手勾住桌子边，感受有一只看不见的手在后背的肩胛骨之间拔钉子的感觉。

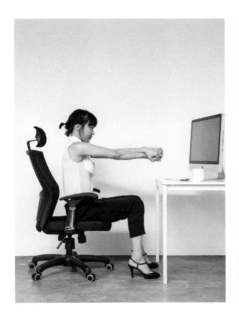 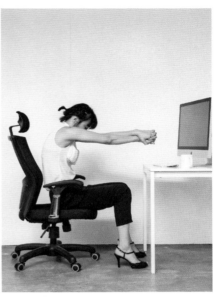

尽量使肩膀下垂，以免造成斜方肌出现不必要的紧张。在完全伸出双臂的情况下，扭动双手使肩胛骨完全打开。

看似始终如一的打哈欠的姿势，只要在此过程中提高一下菱形肌，就能获得专业理疗般的按摩效果。

体内的"制动器"

　　时间对任何人都是公平的，但如何管理却在于个人。

　　在梦里，谁都可以开新型敞篷车奔驰在德国高速公路上，但现实中并非人人都能开上豪华气派的跑车。如果工资不高，能开一辆二手车也该满足了。不过，即使是再昂贵的车，管理不善也会出问题。如果在下坡路上开着刹车不灵的汽车，就等于赌上了性命。因此就算钱夹薄如纸，也一定要保养好"刹车"。

　　拳击选手两肋上鲜明的条状肌肉，对我们来说好像遥不可及，我们大可不必追求这样的肌肉。不过，在我们的身体中有块不起眼的小前锯肌，它是控制手臂动作的肌肉，却像汽车中举足轻重的制动器一样重要，我们必须要注意。

　　后背的肩胛骨通过连接头部的肩胛提肌和连接两块肩胛骨的菱形肌固定，而前锯肌从肩胛骨内侧开始包裹胸部，能够固定肩胛骨、防止其脱落。当我们用力伸出手臂时，会同时使用前锯肌和胸大肌，它们都是我们身体保证肩部稳定性的"制动器"。

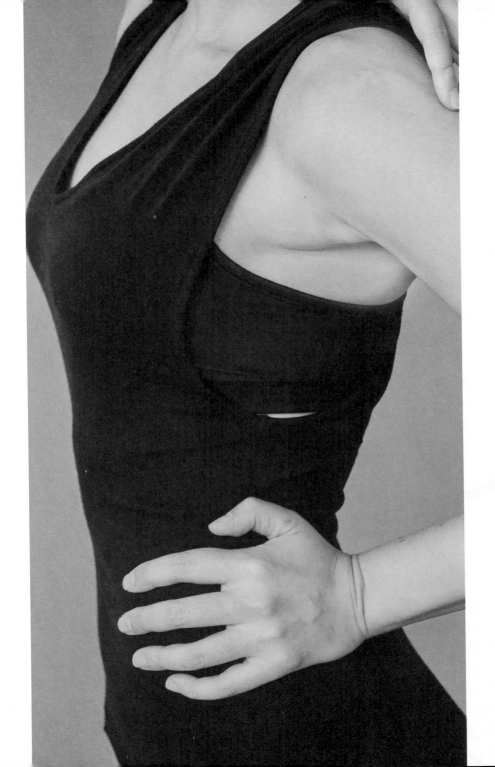

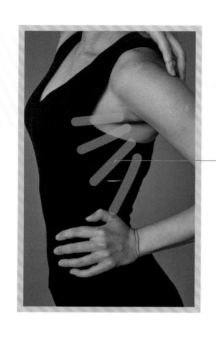

前锯肌

　　我们的身体不能像汽车一样随意更换零件，
所以一定要认真保养。

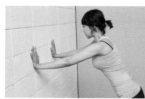 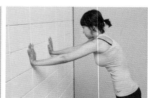

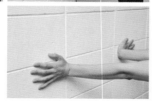 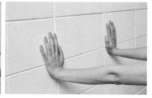

　　用手推墙。身体不动，双手抵住墙面，用力推墙。
　　持续用力，完全伸展开肩胛骨，直至背部呈弓形，
保持一会儿这个姿势。
　　双手指尖可以向两侧打开，也可以向上。

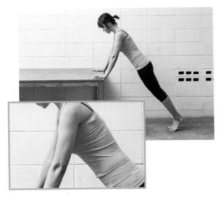
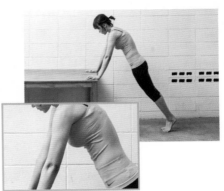

这个姿势和俯卧撑的动作相似，但目的却不同。这个姿势通过弯曲和伸直手臂，达到伸展弯曲的背部和前锯肌的目的，而不是为了刺激肩部和手臂。

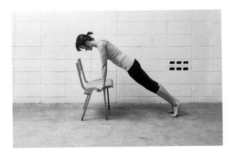
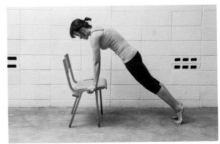

保持动作的片刻非常吃力，需要很大的耐心，甚至你会感觉到还不如做俯卧撑来得容易。但万事开头难，对于利用零碎时间为自己身体"上油"这件事，你应该感到很自豪，并有信心坚持下去。

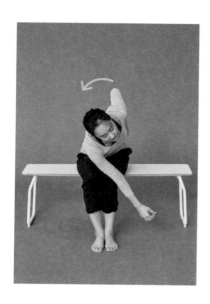

一只手轻轻地叉腰，这只手的胳膊肘起到带动伸展运动的"舵手"作用。另一只手臂完全伸直，像杠杆一样搭在膝盖上。把叉腰的那只胳膊肘向后转动带动身体扭转。

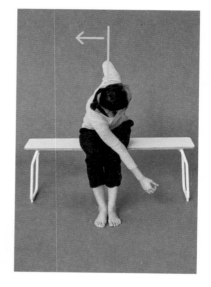

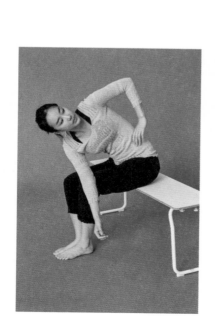

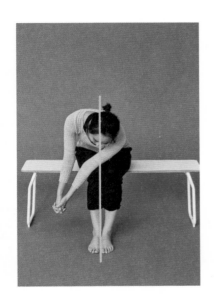

十指交叉，双臂置于膝盖一侧，尽量弯下腰。做动作时要避免上身抬起。

集中注意力感受沿着前胸传递到前锯肌的刺激，之后轻轻侧抬双臂坚持片刻，然后放松身体。

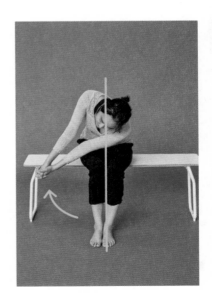

枯树
也能开花吗？

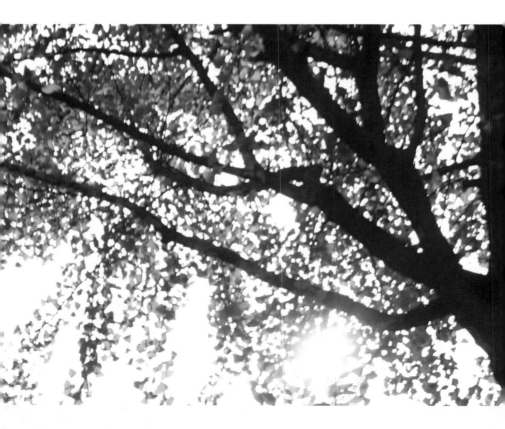

不论是根深蒂固的古木树根，还是刚发出新芽的须根，我们从外面都看不到。就像我们自由活动的四肢中，也有看不见的"根"，这就是上肢的肩胛带（Shoulder Girdle）和下肢的骨盆带（Pelvic Girdle）。并且，人也和树一样，根基稳的树才会茂盛，我们的身体越是"根深蒂固"，就越硬朗。而我们的四肢的"根"会变弱，就是因为不运动。

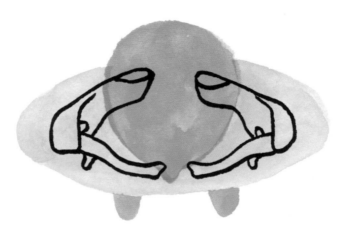

从上向下看的肩胛带

从头顶向下看，由肩胛骨和锁骨围成的一圈就是肩胛带。还有大大小小的几块肌肉附在由骨头组成的圆框——肩胛带上，这些肌肉包括活动肩部的肩袖，连接到前身的前锯肌和胸小肌，后背的斜方肌、肩胛提肌及菱形肌。这些肌肉附在连接锁骨的肩胛骨上，控制手臂进行细微的活动。

　　肩胛骨通过这些肌肉主导日常的活动，其重要性不言而喻，但在我们看不见的地方它却在慢慢"枯萎"。

　　根深蒂固的树木即使在贫瘠的土地和干涸的荒野上也能开花结果，身体也是如此。肩胛带越强健，手臂就越能轻松自由地活动。想让你的胳膊"开花"，就要使肩胛骨"根深蒂固"，就要了解能够掌管手臂活动的肩胛骨的活动原理，如收紧、打开、上下活动。

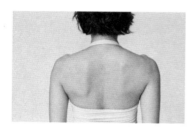
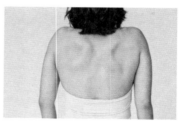
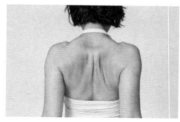
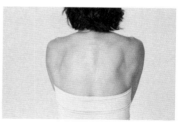

放下肩胛骨后再抬起，完全收紧后再伸展。
轻轻收紧后，用力放下。

　　几根树枝同时腐烂的树木，其问题并不在于树枝。同样的，矫正弯曲的脖颈、歪斜的肩膀并没有什么意义，只有调整好肩胛骨的位置才是夯实根基的第一步。

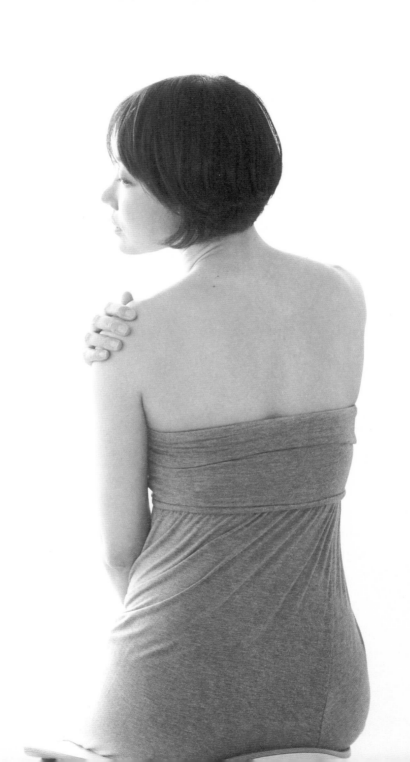

　　树叶掉落、枝干枯萎的树木，是从看不见的树根开始悄悄地死去的。突然发生的颈痛和肩痛，其实很早以前就从看不见的上肢之根——肩胛带开始了。如果肌肉不经常收缩、因过于松弛而变得僵硬，疼痛的下一个目标就是关节和神经。

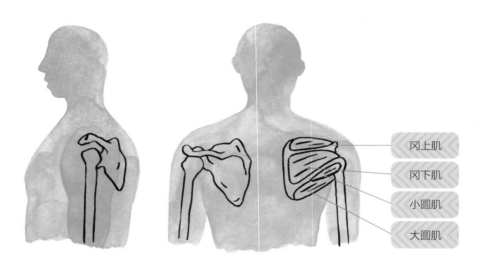

冈上肌

冈下肌

小圆肌

大圆肌

　　不用说体积较大的斜方肌，就连连接前胸的胸小肌、肩胛提肌及肩袖等大大小小的肩胛带肌肉都会随着麻木的感觉而慢慢退化。疼痛是身体发出的求救信号，这是向以工作繁忙为借口不照顾身体的主人发出的最后一个哀求。在我们因身体酸痛发牢骚之前，先想想自己是否已经将最基本的问题忽略了呢？只要活动一下背部的肩胛骨，附在肩胛骨的肌肉就能找回犹如你刚出生时的活力。

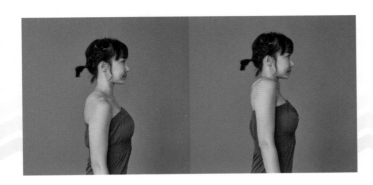

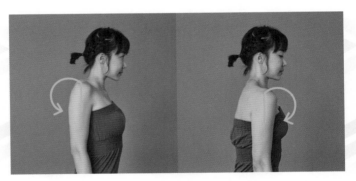

　　使肩胛骨进行有些"夸张"的运动。固定身体，尽
量大幅度地用肩部画出圆圈，向前、后方向分别慢慢地
画圆。

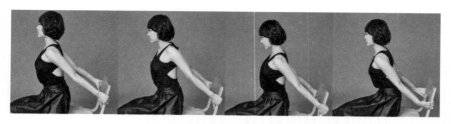

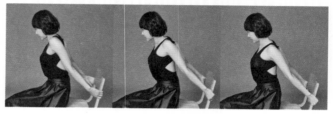

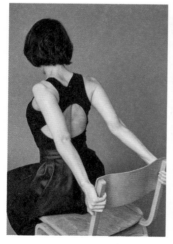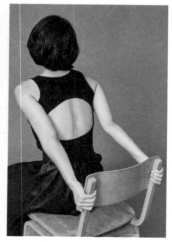

　　向后完全伸直手臂，双手轻轻拉住椅背，不要握紧，固定好身体防止晃动。以伸直的手臂为轴转动肩部，向前、后两个方向用肩部画出尽可能大的圆圈。

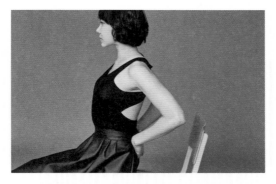

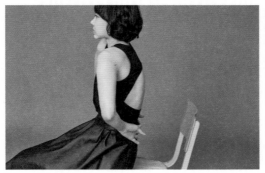

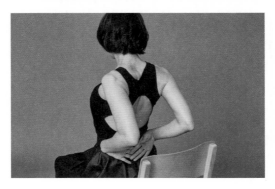

　　固定好身体，将双手的手背贴在后腰上。以胳膊肘为轴，保持两只胳膊肘在一个水平面上活动，如扇动翅膀一样，向前、后活动手臂。尽量集中注意力，感受两块肩胛骨慢慢伸展和收紧的感觉。

如慢慢散步一样，
找出肩部活动的范围

　　人的一生并非都是心情好的日子，心情不好的时候，好想一动不动地待在家里。其实我们都知道，越是这个时候越要出去走走，心情才能好起来。养狗的人每天都要出去遛狗。那些毛茸茸的动物在无人的门厅迎接你，跟你撒娇，它们在为你消除孤独感的同时，也给你带来各种义务和责任。对于不履行义务的主人，小狗会变成一个粗暴的家伙。圈在狭窄的房间里的小狗会到处撒尿，会令人厌烦地狂吠，这是压抑小狗尽情跑跳、玩耍的本能所带来的后果。

　　同样，我们的肩膀也应该自由活动，这样才能不出故障。大大小小的肩痛与被圈在家里的小狗出现的行为相似。若我们把肩膀圈在狭窄的环境中，就没有资格埋怨肩膀出现酸痛的情况。

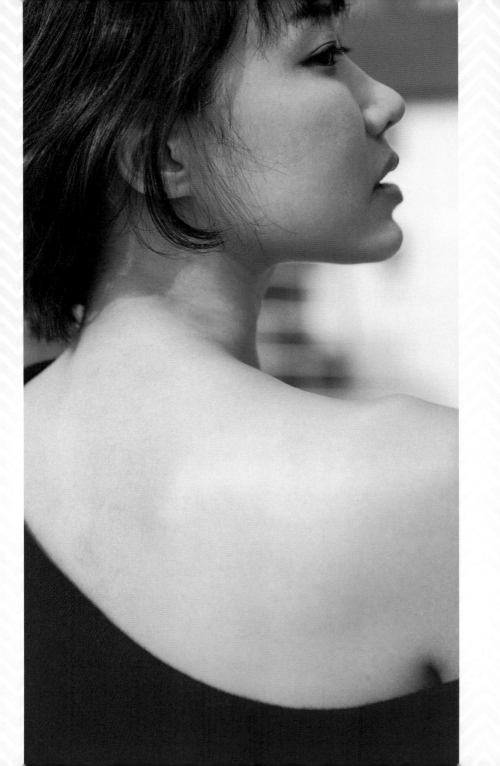

肌肉靠关节活动。

关节可活动的范围叫作关节活动范围（Range Of Motion，ROM），通常我们用"柔韧性"这个词来指代它。虽然健身教练通过瑜伽或普拉提练成的柔韧性很值得我们羡慕，但我们没必要练成这个水平。因为我们不是一个像他们那样靠身体吃饭的人，所以只需要练到比日常需要的水平再柔韧一点即可。如果非要超过自身的承受范围，就好比普通孩子不断和体育特长生比较体育成绩一样。每个人都有自己需要的能力，一定要超过这个能力就等于选择了不幸。

当然，不正常的关节活动范围会严重妨碍日常生活。肌肉决定关节的活动范围，小于正常活动范围的关节表明肌肉长度过短。并且，肌肉不常使用就会变僵硬。像手指等身体末端关节，因经常使用能保证一定的关节活动范围，所以非常灵活。由此可见，活动一下身体中心的关节（如胳膊肘、肩膀等）有利于弥补运动不足造成的身体不适。但是，像肩部关节等位于身体中心的关节，如果没有达到一定的关节活动范围，是无法解决身体出现的不适的。因此，要做出和关节活动范围较大的人一样的动作，只能强行扭转身体。

圈养在家里的小狗，因烦躁不安会把家里搞得一片狼藉。为了防止这种情况，我们应该把门打开，在不至于太难打扫的范围内让小狗出去散步。身体也是如此。要想预防肩部疼痛，保持身体健康，就要把关节活动范围扩大，达到我们所能达到的极限。我多次强调过，现在的我们靠电脑和手机生活，在日常生活中很少会做拿斧子砍树等动作。在这种情况下，要防止身体中心扭曲，不受长期疼痛和治疗的折磨，就要正确认识到肩膀的极限，确保关节活动范围足够大。

　　要和宠物共同生活，我们不仅需要爱心，还要承担相应的责任和义务。比如要消除小狗的孤独，承担喂食、定期健康检查以及每天陪同散步等义务。对于无时无刻不在为身体工作的肩膀，我们同样需要承担责任。即使再疲劳、再麻烦，我们也应该每天让肩膀"散散步"。其实我们都明白，简单活动活动，心情就会变好。

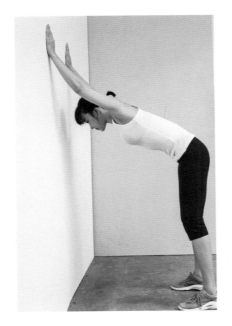

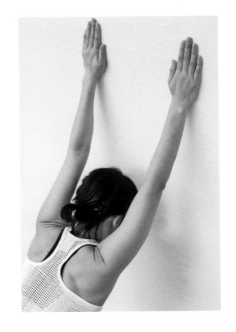

　　收腹挺腰，双手支撑于墙面，将上胸慢慢下压，头部同时下压，直至双臂到达耳朵后面。

　　以自身感受为准，在低强度状态保持这个姿势一定的时间。

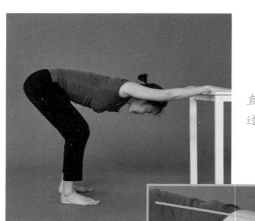

完全伸直胳膊，并保持腰部平直、避免弯曲。将胸部下压，下压过程中也要防止双臂弯曲。

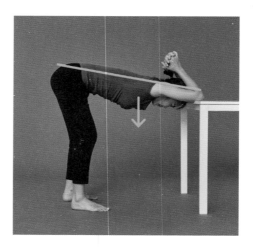

也可以将胳膊肘抵在桌子上做同样的动作。让锁骨朝向大腿的方向缓缓地下压，一边感受以三头肌为中心伸展的肩膀所受的刺激，一边保持好姿势。

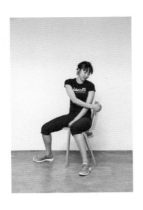
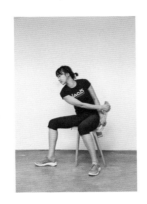
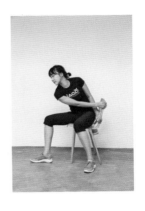

　　肩后的冈下肌有向后拉手臂，向外转动肩胛骨或转动上臂的作用。虽然这块肌肉如此重要，但我们平时很少能活动到它。

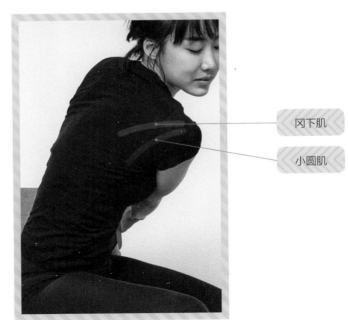

冈下肌

小圆肌

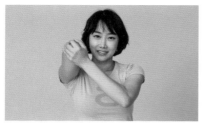 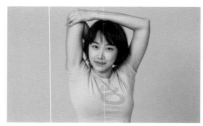

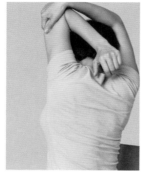

保持身体的稳定，一只手抬起另一只胳膊的胳膊肘并向后压。

这里活动到的三头肌有伸展胳膊肘和肩膀的作用。

小圆肌紧紧地连接着肩胛骨和肩膀。

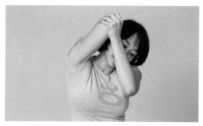 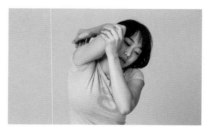

把被压的胳膊肘想象成"舵"，另一只手想象成"操控舵的舵手"来主导伸展运动。

向上抬胳膊肘，感受一下大臂顺着肩膀连接的后背被拉伸的感觉。压到顶点后，还可以将胳膊肘向头部一侧拉。

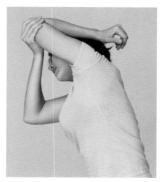

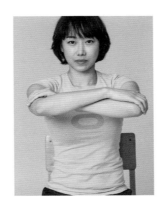

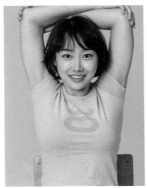

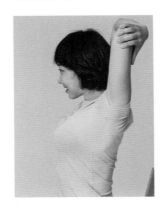

双臂前平举，两小臂上下重叠，大臂举起向
耳朵方向后仰，伸一个懒腰结束"散步"。

交叉综合征，
没有无缘无故的捣蛋鬼

　　有时打开冰箱一看，买来没吃的面包或小菜上悄悄地长出了绿色的霉菌。身体也如此。当我们对自己的身体放任不管时，一眨眼的工夫疼痛就会像霉菌孢子般扩散到全身。

　　我们可能错误地认为四肢、肩及腰是各不相同的肌肉块，但其实，我们身体的每个部分都是相互连接的。疼痛不止出现在损坏的地方，有时会沿着神经传递，有时会变换肌肉的动作方式，在离疼痛点很远的让人出乎意料的地方出现。所以，大拇指麻木的原因可能是让你意想不到的腰部负伤，由于肩痛去了医院，可能会得到心脏有问题的诊断。但与随意扩散的霉菌孢子不同，疼痛不会扩散到毫无关系的地方。

　　如果一个人左脚踝受伤，走路时左踝会产生酸痛，那么在走路时他会不由自主地用右脚使劲。尽管走了很短暂的时间，但我们需要用一条腿支撑身体，此时一条腿承受的重量达到了体重的三倍，所以右侧大腿和骨盆所承受的重量就会增大。这样从左脚踝开始的疼痛就会逐渐转移到右侧骨盆上。

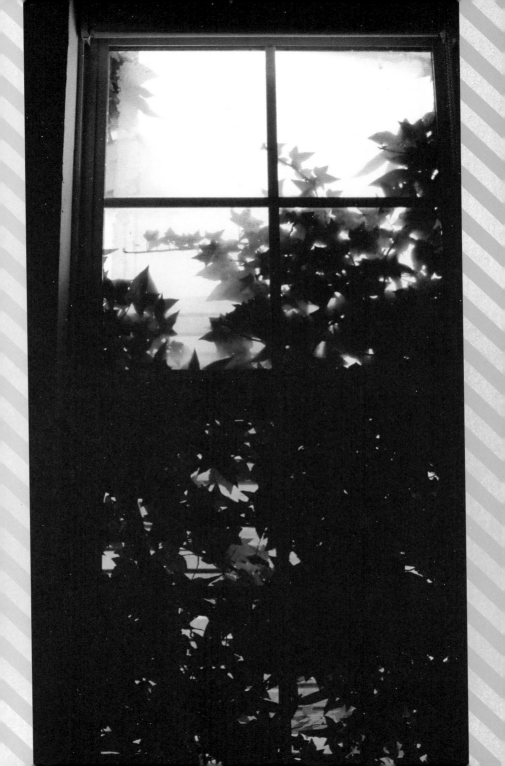

　　大腿和骨盆深处有臀中肌、臀小肌及梨状肌等各种肌肉。这些肌肉虽然体积不大，但走路时可以保持骨盆两侧高度的平衡，使大腿骨与骨盆稳定地连在一起。如果一侧长期受力过大，身体会自然地偏向另一侧，我们把这种不平衡叫作骨盆扭曲。而这种不平衡会沿着脊椎上传。因此，从脚尖开始出现的小问题会沿着骨盆和脊椎扩散到双臂，这也是有可能的。

　　像自然地交替双腿和双臂走路一样，我们以身体中心作为交叉点前后左右交替运动。但具有讽刺意味的是，我们呈 x 形使用身体，也呈 x 形损坏身体。从 x 形的一侧开始的不平衡会导致另一侧的不平衡，我们把这种现象叫作交叉综合征（Cross Syndrome）。

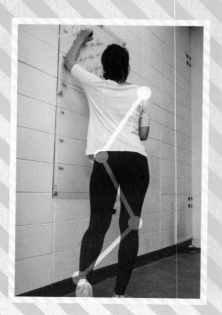

有些人善用右手，有些人善用左手。我们身体的左右部分本身存在一定的差异，但是，超出一定范围的严重差异就是不正常的了。我们的身体不仅需要左右保持平衡，以脊椎为中心，身体前后的肌肉也要保持平衡。

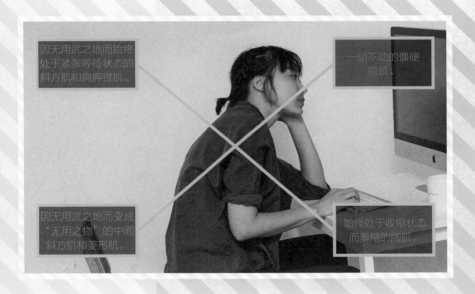

因无用武之地而始终处于紧张等待状态的斜方肌和肩胛提肌。

一动不动的僵硬前颈。

因无用武之地而变成"无用之物"的中间斜方肌和菱形肌。

始终处于收缩状态而萎缩的胸肌。

我们无意识前倾伸头的生活习惯会导致颈部和腰部的交叉综合征，因为向前伸头的姿势使伸长的前颈肌肉产生的疼痛沿着颈椎传递下去，使前锯肌和下斜方肌应承担的适当紧张感消失了。与此相反，本来脊椎应承受头部重量，但因为我们平时经常伸头，所以失去平衡的后颈上斜方肌、肩胛提肌及下枕骨肌过度紧张，对前颈和前胸也会造成影响，从而带来过度的收缩，最终导致肌肉僵硬。

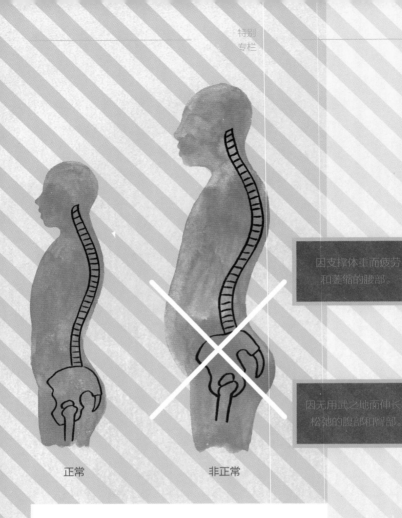

因支撑体重而疲劳
和萎缩的腰部。

因无用武之地而伸长和
松弛的腹部和臀部。

正常　　　　　　非正常

由于脊椎弯曲，我们的身体会自然使腹部失去紧张感，造成腰部弯曲。为了弥补无刺激而失去紧张的腹肌的作用，在腰部后面支撑脊椎的竖脊肌和横突棘肌等腰背肌肉会承受过大的压力，处于过度紧张的状态。另外，因长时间坐着，走路所需的臀肌也会自然变弱，因而与臀部对称连接的腹直肌也跟着变弱。如果按这种状态走路，因伸展臀部的臀大肌变弱，弯曲臀部的股直肌和髂腰肌只能过分强烈地收缩以补充步幅。

虽然仅仅是向前伸头，但疼痛却会传递到腿部。不受任何刺激或者长时间受过强的刺激而产生的疼痛，如同一个耍赖的孩子，仅仅给一块糖是无济于事的。交叉综合征带来的疼痛也由这样的"疼痛的传递"造成，因此每当疼痛时仅按摩疼痛部位并不能真正地解决问题。由于我们长期对身体放任不管，因此需要花点时间，才能真正解决身体的顽疾。

短时间的激烈运动、减肥及昂贵的营养剂并不能解决身体的根本问题。与其因疼痛发牢骚，不如真正地关照一下我们长时间放任不管的身体。

如同经常向朋友问候一样，轻轻并且经常地关照自己的身体吧，以防我们疲惫不堪的身体彻底垮掉。

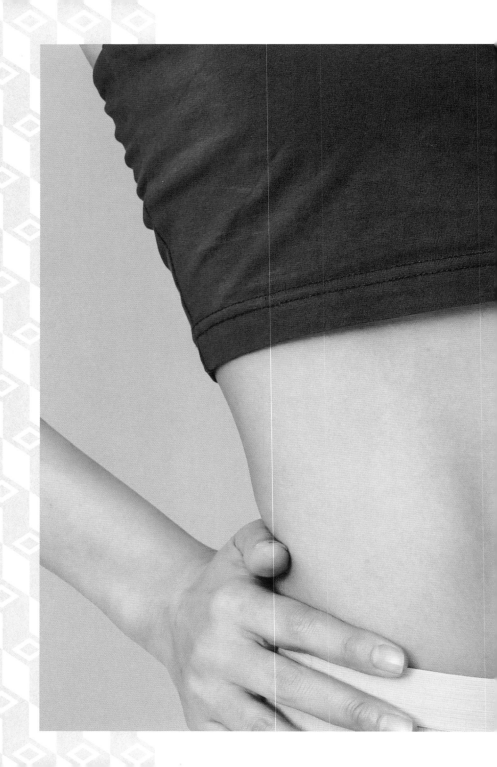

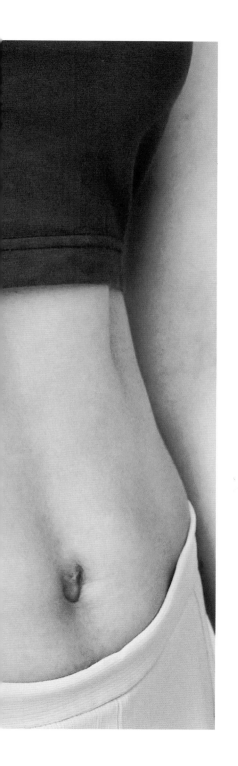

第三章

核心肌肉

———

身体的重心，
骨盆和腹部

得到的越多，
失去的也越多

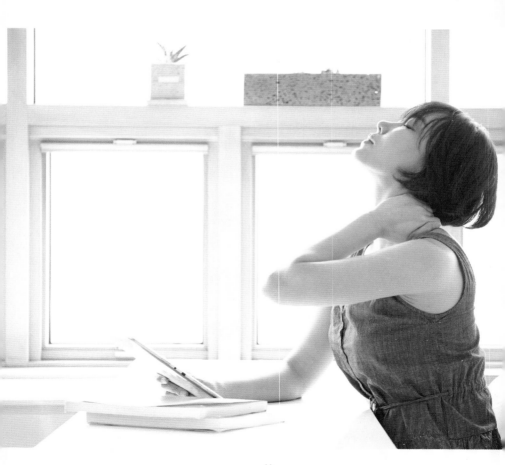

　　我们生存所需要的技能大都是在小时候学的。比如高声朗读、走路不绊倒、使用筷子、骑自行车等等。在学骑自行车之前，我们通常会先学骑三轮车，这也是为了骑自行车时不摔倒。

　　在重力作用下，物体重心越高越不稳定，所以降低重心、让更多的"腿"着地，是对稳定的渴望。我们从用四肢爬行到放弃这种稳定性用两条腿走路，才从猿类变成了人类。双手的解放创造了人类辉煌灿烂的文明，但其代价不仅仅是失去了稳定性。与用四肢爬行相比，用双腿行走使我们的骨盆承受了非常大的压力。

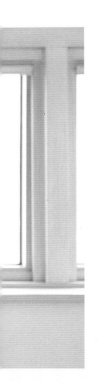

重力

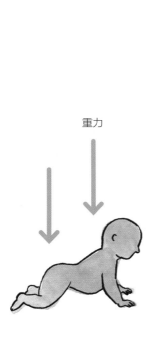

重力

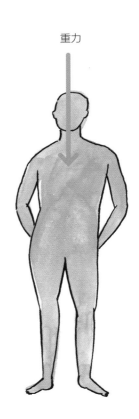

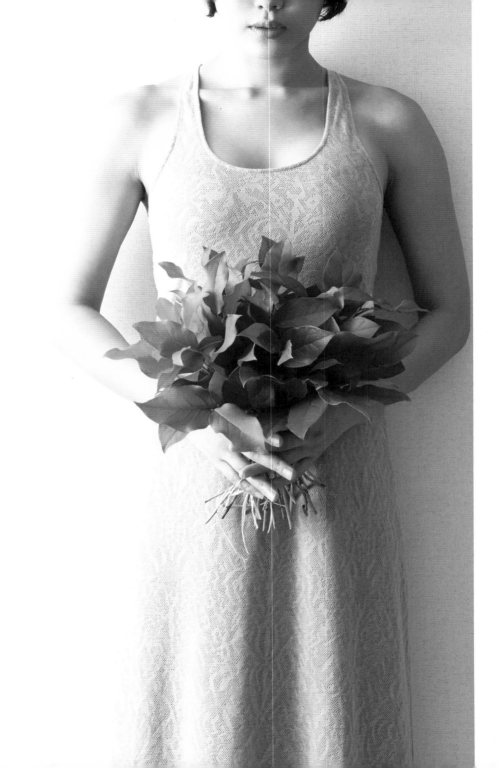

　　由于人类骨盆承受了这种压力，使骨盆周围的肌肉逐渐发达起来。我们把支撑上半身的骨盆周围的肌肉叫作"核心肌肉"，它有"中心"之意，能防止身体重心因不稳定而摇晃。

　　对于用两条腿走路的人类来说，骨盆和脊椎承受很大的压力是不可避免的。但是，在不停走路、跳跃的过程中变得强韧的核心肌肉，是为克服这种"不幸的宿命"而增加的补偿。为了承受上半身重量，使身体保持稳定，核心肌肉必须要发达。

　　但是，如今我们走路变少了，久坐导致脊椎和骨盆的疾病却越来越多。

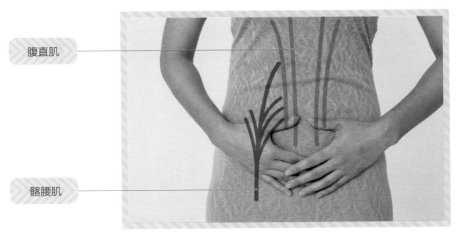

腹直肌

髂腰肌

笔直的一字形颈部，
性感的 S 形曲线，
都非常致命

刚出生的婴儿没有像成人一样的脊椎曲线。脊椎曲线是从宝宝过完周岁，开始走路时才出现的。

就像我们感觉不到空气一样，只要在地球上生活，我们永远都不能逃出重力环境。脊椎被重力塑造成自然的曲线以适应环境。颈椎、胸椎、腰椎等脊椎的各个部位通过各换一次弯曲方向努力地分散承担上体的重量，又通过包裹着二十四块骨头的几十块大大小小的肌肉获得了最低限度的稳定性。我们走路时，只需防止脊椎脱离原位，这些肌肉就已经能够充分发挥作用了。

虽然腰部是一整块肌肉，但作为身体支柱的脊椎其实是由无数关节构成的"链子"组成。比如像竖脊肌一样连接整个脊椎的粗长的肌肉，像多裂肌或横突间肌一样细短、只能勉强连接两块骨头的肌肉。用"链子"连接的二十四块脊椎的肌肉，呈三行三列排布，共同完成从头到腰的和谐运动。

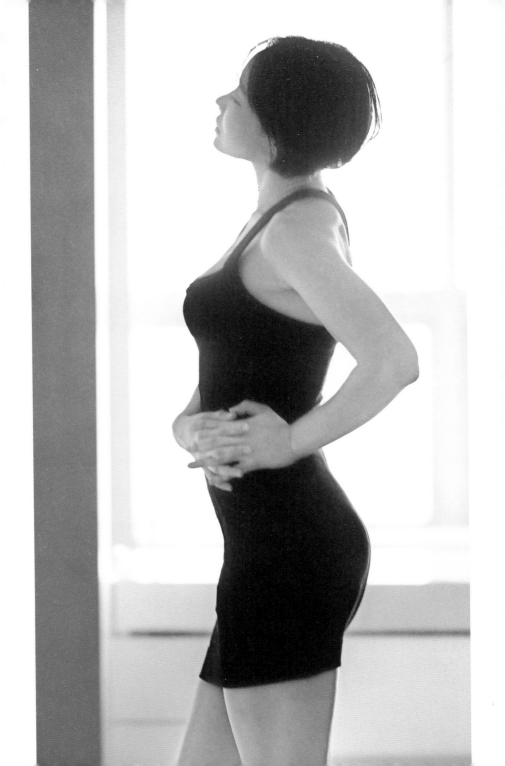

　　古代人类每天都行走几千米寻找食物，几千年之后却被圈在桌椅之间了。因此，变得"无事可做"的核心肌肉不需要支撑脊椎了，便慢慢失去了力量。反过来，退化的核心肌肉又让我们的行动开始变得迟钝……恶性循环就这样开始了。

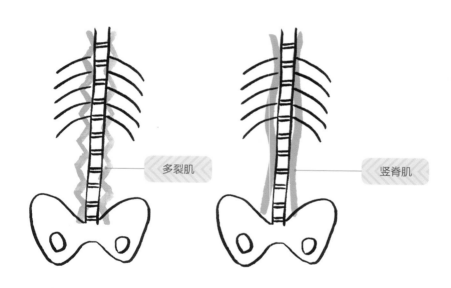

多裂肌

竖脊肌

脊椎也是骨头，脊椎关节之间也有肌肉。
使脊椎关节活动的肌肉就是核心肌肉。
唤醒核心肌肉的工作从重新安排脊椎活动开始。

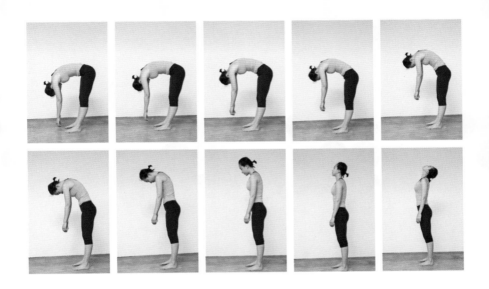

　　想象自己变成了一个僵尸，彻底放松身体，像一条下垂的柳树枝，尽可能地放松每一节脊椎关节，弯腰、双手自然下垂、不要用力。然后从尾骨开始，使关节一节节地缓慢向上，抬起上身。整个过程中，胳膊、肩部及腰部都要像僵尸一样彻底放松，直到最后。

　　有曲线的身材是美丽的，但比起外表，美丽的感觉需要更多的内涵。我们认为由强健的肌肉和适当的脂肪组成的坚挺臀部以及没有赘肉的腰部所共同呈现的 S 形曲线很美丽，其实它只是一种追求强健身体的本能的美学表现形式。所以从本质上来说，身体的美丽是一种追求功能的欲望。但我们不是展现功能，只能特意向后弯腰来刺激视觉。感觉会带来错觉，错觉会夺取我们的很多东西。

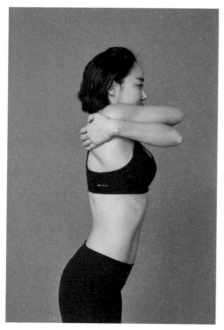
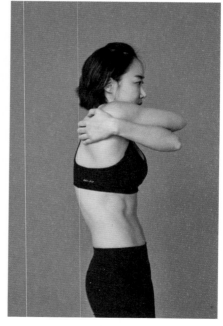

　　健康的腰部曲线并非是通过过分夸张的姿势来呈现的，而是从身体上寻找平衡以恢复脊椎原来的曲线。

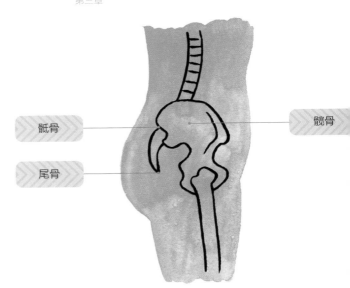

骶骨

尾骨

髋骨

看似是一块骨头的骨盆，其实是由属于脊椎的一部分的骶骨以及尾骨、左右一对髋骨组成的。其中，骶骨中有神经穿过，故属于脊椎的一部分，同时兼具组成骨盆后部的作用。

当我们向后弯腰摆出大弧度的腰部曲线时，其形状是由骶骨上面的腰椎呈现的。

除骶骨外，脊椎中尺寸最大的腰椎前面附着了一块髂腰肌。做仰卧起坐时，如果不把精力集中于腹肌，常常会莫名其妙地感到腰痛，这并不是腰椎因仰卧起坐而吃不消，而是髂腰肌吃不消。髂腰肌是弯曲连接大腿骨与骨盆的肌肉，是向前弯曲上身时起到中心作用的核心肌肉。如同用双手抓住皮筋后，双手靠近时皮筋长度变短，如果不摆出伸展身体的姿势，髂腰肌只会收缩，不论你的意图如何。

为了向后弯腰过度收缩竖脊肌，骶骨会向下转动，这意味着整个骨盆都向下转动。因此，骨盆前的耻骨上的腹直肌也会跟着伸长。原来应该通过适当收缩保持脊椎前后平衡的两块肌肉，因竖脊肌过度紧张而失去平衡。我们在日常生活中感到腰痛，就是因为竖脊肌过度受力造成的。如同超出负荷的工作会使身体感到疼痛，如果超出规定范围，肌肉也会感到疼痛。

如同竖脊肌的收缩导致腹直肌伸长，弯曲髋关节的髂腰肌收缩会导致伸展髋关节处的臀大肌伸长。如此，貌似从颈部开始的交叉综合征，其实也可能始于这些保持髋关节平衡的肌肉的不平衡。

俗话说"以眼还眼，以牙还牙"，如果问题的本质在于过度转动的骨盆，那么我们就要有意识地反向活动骨盆。由于竖脊肌和髂腰肌的收缩导致骨盆转动，因此要收缩相反一侧肌肉来转回骨盆。如果你知道腹直肌附在骨盆前的耻骨上，就会知道我们转动骨盆时腹直肌总会收缩的事实。所以，适当收缩腹直肌，就能很好地放松竖脊肌的僵硬状态。想象着向上抬起附在腹直肌的耻骨，向上转动骶骨、转动骨盆。你就能感觉到腹直肌在收缩。

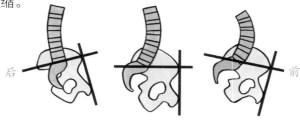

后　　　　　　　　　　　　　　　　　　　前

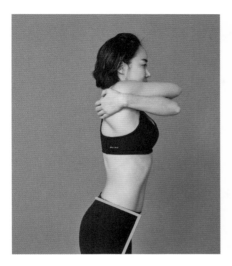 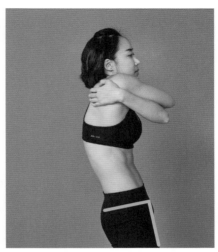

将过度前倾的骨盆反向转动，臀部向前，腰部向后，就能获得正确的姿势。

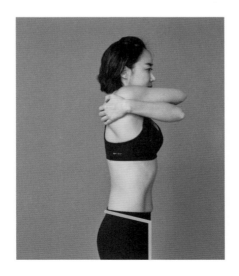

挺直腰，
使脊椎居于正中心

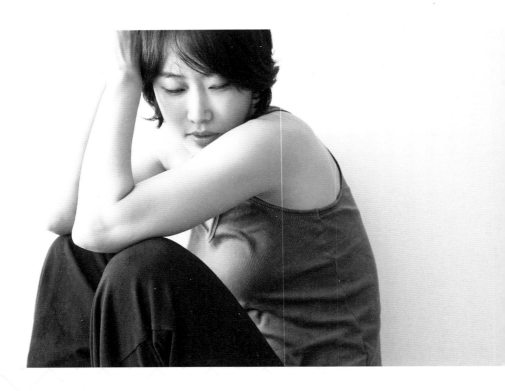

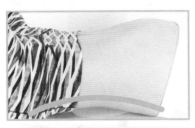

放松颈和肩，舒服地躺下，地面与腰部之间会自然地产生空隙。腹部和腰部用力，使整个后背贴紧地面。此时，集中注意力感受上腹部肌肉的紧张，尽量多坚持一会儿。

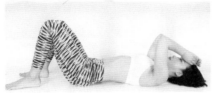 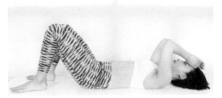

要填充腰下的空隙，只能强烈收缩腹直肌。虽然腰椎原本具有自然的曲线，采取这种姿势是不符合身体原状的，但是，这是对我们疲惫不堪的竖脊肌最好的锻炼姿势。何况就算暂时这样收缩腹直肌，脊椎形状也不会改变。对于矫正过度前倾的骨盆，唤醒垮掉的核心肌肉，这个动作比任何动作都有效。

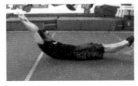 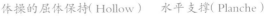 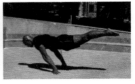

体操的屈体保持(Hollow) 水平支撑(Planche)

　　像普拉提及器械体操一样重视身体动作的运动中，有必学的首要姿势，那就是弓背（Arch）和屈体保持（Hollow）。如果说弓背是向前转动骨盆，那么屈体保持就是向反方向弯曲髋关节的动作。把腰部贴紧墙壁的姿势与屈体保持姿势结合起来，是从事体育运动的人最先要学的控制核心肌肉的方法，可用来减轻我们的身体承受的负担。

　　虽然一开始练习这个动作会感到很别扭，但也要努力让身体记住腹直肌紧张和竖脊肌松弛的感觉。身体对核心肌肉的记忆，比任何处方都能更有效地恢复脊椎前后的肌肉平衡。

　　我们把向后转动骨盆刺激腹直肌来抵消脊椎负担的动作叫作脊椎中立（Spine Neutralization）。

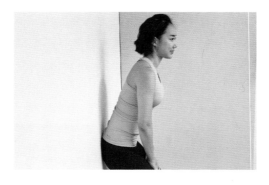
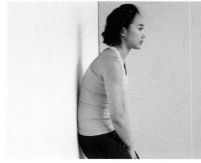

如果你已经熟悉了舒服地躺下时腹部用力的感觉，那就能通过这些活跃的肌肉，使核心肌肉的感觉变得更加敏感了。

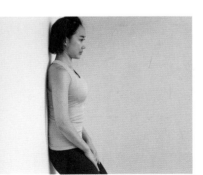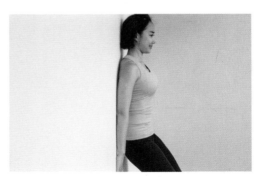

把臀部轻轻地靠在墙上，下拉肩胛骨及周边，使肩部下垂。轻轻地下压下巴，双手轻触墙壁慢慢向后压。

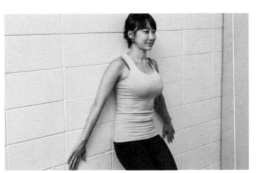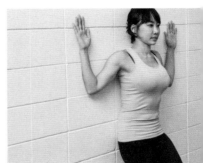

　　所有与脊椎相连的身体肌肉，都可以通过练习中的
收缩和放松而活跃起来。

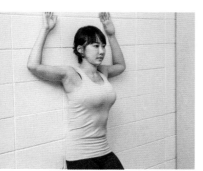 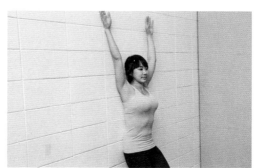

　　如果你已熟悉前两个姿势，那么可以把身体紧贴墙壁，使墙壁和后背之间毫无缝隙，就连一张纸也插不进去。坚持这个姿势 1 分钟以上。

腰痛？
问题在于腹肌！

如果脊椎只是一整根骨头会怎样呢？因为不能弯腰，所以我们很难拿起地上的东西，就连呼啦圈都不能转了。所以，我们的脊椎由若干个关节组成，这样可以使我们灵活活动。但脊椎的作用远不止于此，它最重要的作用是接受感觉，保护发布运动命令的中枢神经，同时还要保证身体的自由运动。脊椎既要保护又要运动，所以其运动会受到无数韧带和肌肉的限制。实际上，虽然脊椎周围的肌肉具有控制脊椎关节活动的作用，但同时又因为它们占据了一定空间而导致脊椎活动范围受限。

顾名思义，竖脊肌等脊椎周围的肌肉围绕和支撑脊椎，但相隔一些距离的腹肌也以其他方式支撑着脊椎。由于远离脊椎，因此它们靠压力形成支撑。

腹腔是一个封闭空间，由围绕腹部的四块肌肉层——腹直肌、外斜肌、内斜肌及腹横肌决定其体积。我们把腹腔比作足球，就容易理解了。同样的气体，打入大一些的足球中，足球用手指戳一下就能戳出印来，因为足球内的气压过小。而将这些气体打入体积小的足球，再用手指戳就不容易戳出印。这是因为减小封闭空间体积时，内部压力就会变大。同样，收缩腹肌时，腹腔体积会减小，腹腔内的压力就会变大，这种压力就会像肌肉一样支撑脊椎。

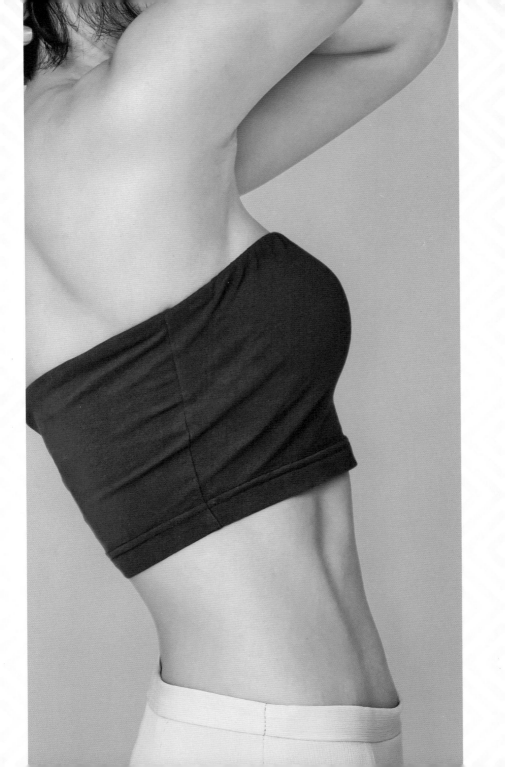

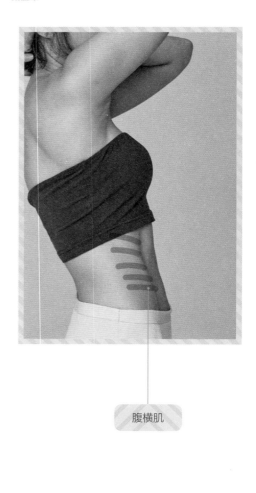

腹横肌

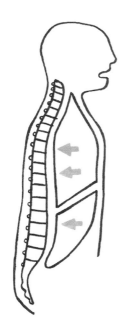

　　由于被赘肉覆盖，我们常常怀疑自己的身体是
否存在腹肌。不要怀疑，腹肌依然会形成压力来支
撑我们的脊椎。

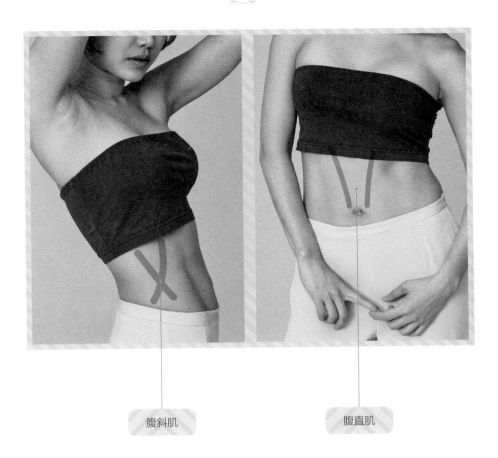

腹斜肌　　　　　　　　腹直肌

　　腹肌由四层组成。提起腹肌时，我们很容易想到纵
向分布的腹直肌，而以腹直肌为中心，两侧有呈 V 字形
分布的腹外斜肌，其下有 A 字形腹内斜肌，最下层还有
呈 45 度分布的横向腹横肌围绕着腹部。腹肌分为四层是
为了不论我们往哪个方向转动身体，都能形成坚实的核
心肌肉力量。向前弯曲身体时，腹直肌和腹内、外斜肌
一起支撑身体活动；向侧面扭转身体时，腹外斜肌和对
面的腹内斜肌分别支撑身体活动。

　　像编织致密的织物一样，纵横交错的四层腹肌形成
了腹腔内的压力，以减轻脊椎承担的体重负担。但是，
椅子使我们的身体肌肉变成无用之物。当身体斜靠在椅
背时，腹肌慢慢失去作用，我们脊椎的前支柱——腹腔
压力也就慢慢失去。

　　有一种动作，不论你是站着还是坐着，只要呼气就
能感觉到比任何腹肌运动都强烈的刺激。这种运动叫作
腹部真空收缩运动（Abdominal Vacuum）。

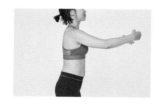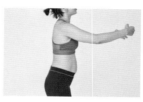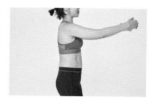

　　尽量吸进空气，像孕妇一样鼓起肚脐周围腹腔；之后一边在心
里默数，一边全部呼出腹腔内的空气。像放出气球里的空气一样，
把肚子里的空气全部挤出。强有力地呼出空气，达到前腔贴后腔的
程度。此时，不要想着故意收腹，而是着重感受挤出全部空气的感觉。

　　腹直肌连接位于心窝的胸骨和身体中最隐秘的耻
骨。要缩小这两块骨头之间的距离，只能尽量增加腹直
肌的活动。这个动作看似只是细微地转动骨盆，但是要
集中活动腹直肌才能实现，所以要熟悉这种运动的感觉。
如果自己的运动神经迟钝，就要有意识地在脑海中集中
精神描绘通过收腹来转动骨盆的情景。

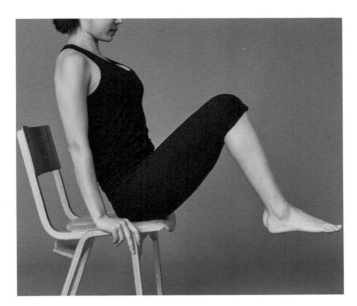

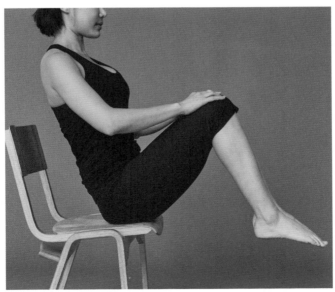

　　坐在椅子上，后背离开椅背，抬起膝盖坚持一会儿。45度抬起大腿，感受腹肌的紧张感觉，逐渐增加坚持的时间。

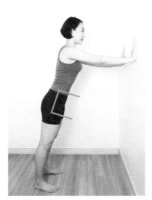 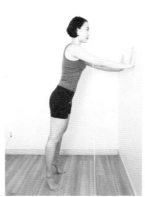 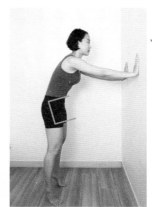

　　双肩和双臂平行于地面，固定肩部和手臂不要动。双手抵住墙壁斜立，向前弯曲尾骨，收紧腹部，保持这个姿势。此时，要完全伸直膝关节，轻轻抬起脚后跟。转动骨盆使朝下的会阴部面向墙壁。注意，如果仅用上半身进行活动的话，这个动作是没有任何效果的。

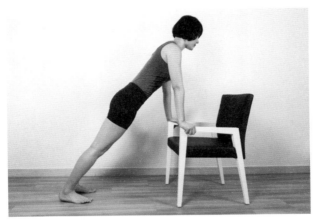

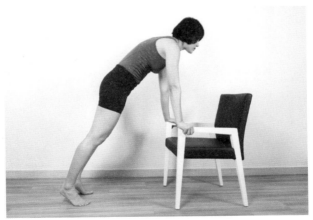

　　双手扶住椅子斜立，轻轻蜷曲身子。骨盆向后，注意感觉尾骨朝向身前和转动骨盆的感觉。要注意固定好肩膀和膝盖，避免弯曲，把精力集中于腹直肌的收缩上，尽量多坚持一会儿。和前一动作一样，如果只是用抓住椅子的手臂和肩膀稍微晃动来完成动作，就达不到练习效果。

坐的时间越久，
腰部和骨盆越会垮掉

上班族的生活状态通常是这样的：早上起床去公司，一直盯着显示器工作，怀着"今天能吃到可口饭菜"的心情期待着午餐……对于上班族，让我们得病的最大原因并不是同事背后的闲话，或者上司令人心烦的唠叨，而是成天坐着的工作状态。

精神压力很容易察觉，但身体压力自己却难以察觉。即使正确的坐姿都会使腰部承受很大压力，更何况歪斜的坐姿，这会悄悄地损伤腰部。注意，最艰难的是与看不见的敌人作斗争！坐着工作很累就是这个道理。

我们走路和跑步时，髂腰肌会稳住腰椎以防晃动；弯曲髋关节时，髂腰肌会收缩。但是，因髂腰肌位于不外露、不能触摸的深处，别说是重要性，就连它是否存在都难以察觉。由于髂腰肌是弯曲髋关节时要收缩的肌肉，而我们在日常生活中，要连着几个小时弯曲髋关节坐着，即使采取正确的姿势，髂腰肌还是会变短。

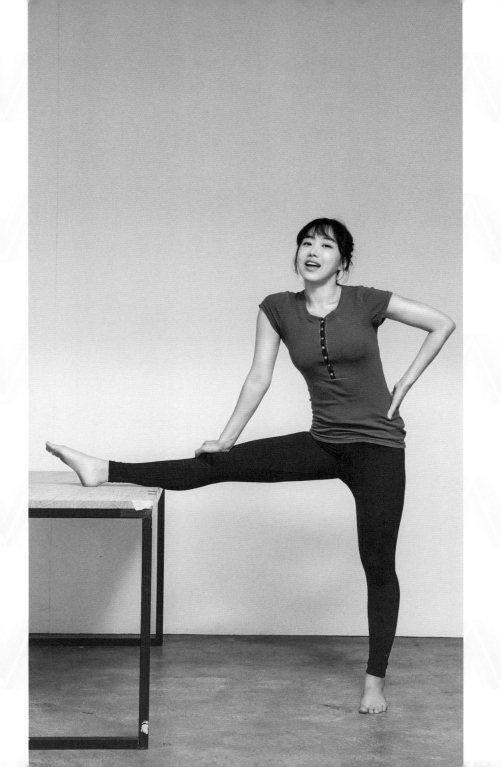

　　我们以最自然的姿势站着时，腰椎和骶骨相遇的面不是水平状态，而是稍微向前倾斜。但是，当身体靠在椅背上时，后背和腹部放松，向前倾斜的骨盆面沿着弓形脊椎向后倾斜。骨头生长方向发生变化，会导致肌肉活动也发生变化。

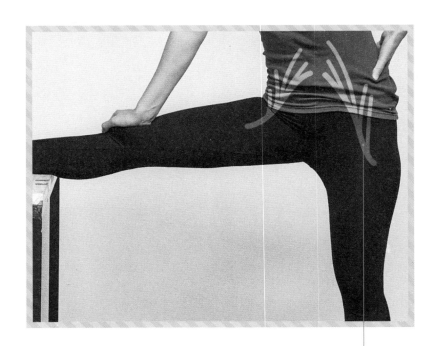

髂腰肌

　　长时间歪斜地坐在椅子上，变弯的脊椎会导致连接到背后的竖脊肌和腰方肌慢慢伸长，髂腰肌变短萎缩。在正确坐姿下都会变短的髂腰肌，因不好的姿势会变得更短，而位于肌体深处的骨盆周围负责保持平衡的核心肌肉会随着髂腰肌的日益缩短而逐渐失去平衡能力。核心肌肉以骨盆为中心错综复杂地连在一起。日常姿势中每一块肌肉之间都会相互影响，而像髂腰肌般强大的肌肉对其他肌肉的平衡会产生巨大的影响。

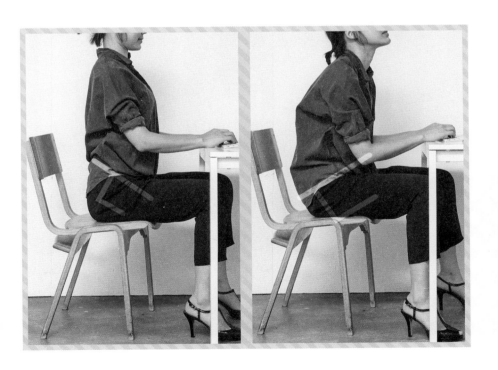

当然，这并非要我们完全脱离"椅子上的生活"；不过也要注意，核心肌肉的日益失衡会给我们带来不能用双腿站立的恶果。要改变这种情况，其实需要做的并不是很多，只要拥有长时间坐着也能挺住，虽然不强但没有失去平衡的核心肌肉即可。

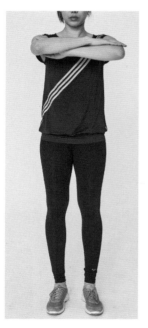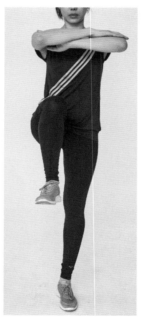

站直身子，弯曲一条腿，保持平衡。虽然核心肌肉是保持平衡的肌肉，但也容易失去平衡。

10 次、20 次 …… 每当腾出空就反复地、慢慢地做这个动作，以刺激髂腰肌。

恢复放任不管的深处核心肌肉，要从恢复髂腰肌开始。在长时间坐着浑身酸痛的某个下午，你可以挤出 1 分钟时间活动一下。

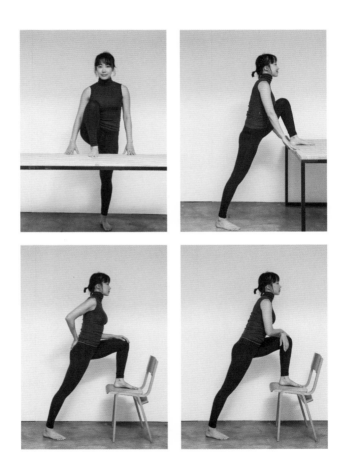

把一只脚垂直踩在椅子或桌子上，上半身慢慢地下压，感受肌肉的刺激感。

重新启动脊椎

电影《关于一个男孩》的主人公说："所有人都是一座岛。"小说家金演洙也说："人是一个空心的甜甜圈。"想找一个依靠是孤独人类的本能。但是，如果完全依靠别人生活，你会发现到最后自己什么也不能做。

一个人吃饭。

一个人旅行。

不靠别人帮助，自己一个人生活确实需要很大的勇气。

因为如果不下定决心，没有不怕不安的勇气，这是无法做到的事情。

尽管要正面面对自己的孤独，还是要默默无闻地一步步向前走。只有我们能够独自"站立"时，才能成为一个真正的成人。

我们的身体也是如此。

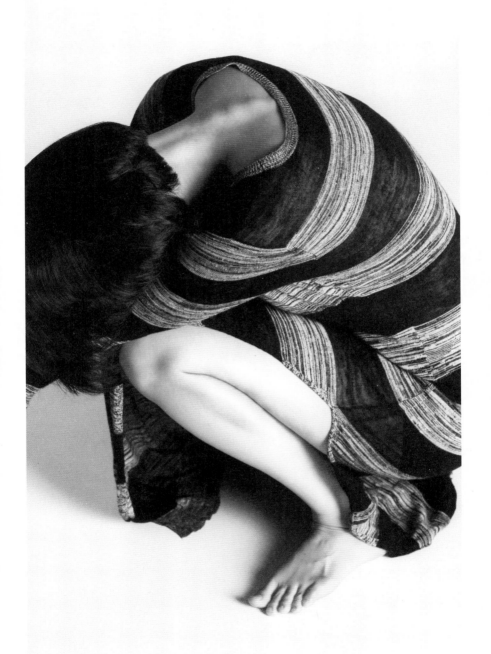

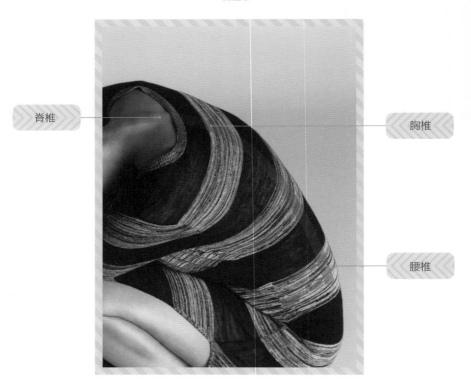

脊椎

胸椎

腰椎

　　如果斜方肌过于紧张而出现问题，脊椎周围的肌肉会以相反的方式发出急救信号，比如因失去紧张感而酸痛的颈部和腰部。可能有些反应我们尚可忍受，但胸椎却会在你没有任何知觉的情况下慢慢垮掉。甚至有些人胸椎周围的肌肉已超越僵硬的程度，达到了不可挽回的地步，身体的轴线也会日渐扭曲。

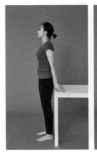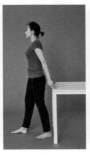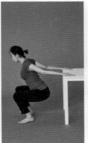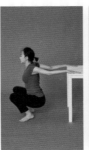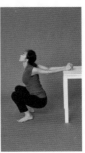

　　背靠桌子站立，尽量扩胸，防止腹部和腰部放松。向后完全伸直胳膊，保持用力避免其弯曲，掌心向下放在桌子上。根据腰部角度调节强度，下蹲的同时向前弯腰，上半身保持挺直，之后将头后仰。练习过程中可以逐渐增加强度。

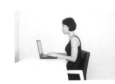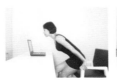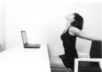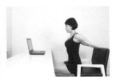

　　与其整理进程变慢的电脑，不如干脆重启。对于变僵硬的胸椎，与其轻轻伸懒腰，还不如像重启电脑一样，果断地从座位上站起来进行"重启"。

　　练习时心情放松，尽量长时间保持这个姿势。但是，不要过度，动作只需达到不疼的程度即可。如果活动的水平超出关节活动范围而产生疼痛，那只会损坏身体。

骨盆扭曲，
需激活臀肌和梨状肌

经常跷二郎腿或盘腿的人，常常会有臀部疼痛的困扰，于是会怀疑自己的骨盆是否已经扭曲，其实这种疼痛大多是坐骨神经痛。坐骨神经（Sciatic Nerve）穿过梨状肌和骨盆，梨状肌位于骨盆内侧，与大腿骨相连。要缓解这里的疼痛，无需长时间地走路和跑步，只需经常站起来伸展身体就可以了。但如果我们坐着的时间太长，会使梨状肌压迫坐骨神经，进而整条腿都麻木了。所谓梨状肌症候群（Piriformis Syndrome）的这种疼痛，就是由长期的不良习惯造成的，但大部分人都不知道怎样解决，就那样放任不管。

经常跷二郎腿、弓着腰的坏习惯，不是一天就能改过来的。就像情侣分手后，忘掉对方也需要一定的时间。

告别不良姿势会很漫长。就像决定戒烟后，却更想抽烟一样，要改变之前放任不管的不良姿势，需要很大耐心和很多时间。

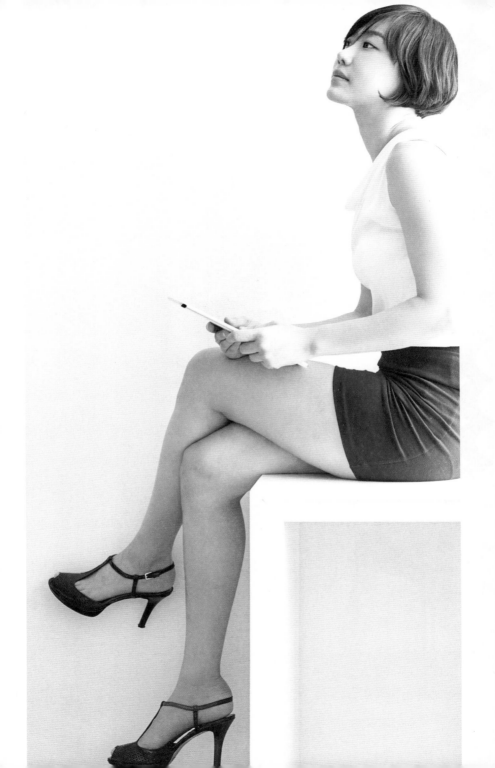

就像为了戒烟，人们会买戒烟辅助产品或抽没味的电子烟来尽量消遣解闷一样，以正确姿势坐着，当姿势慢慢变歪斜时，请你立刻从椅子上站起来，拍一拍被压的臀部，让肌肉感受新的刺激。我们要准备好慢慢告别熟悉的坏习惯。

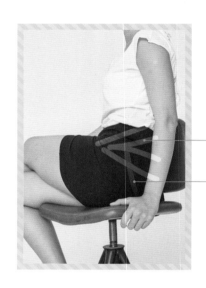

臀大肌

梨状肌

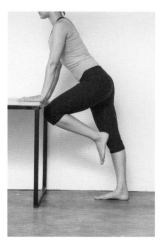
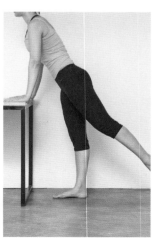

向上轻轻抬起膝盖后，向后伸直大腿。伸腿时，集中注意力感受臀部的肌肉，用力反复收紧和松开。与其正式地展开运动，倒不如利用在洗碗槽、洗脸盆及桌子前的空隙时间练习一下。

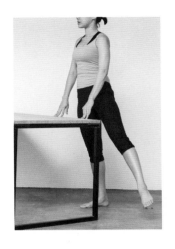

固定好身体，轻轻抬起一条腿，坚持一会儿。保持身体的笔直和平衡，动作不用像芭蕾舞者一样优雅，也不用高抬腿。

轻轻抓住桌子或椅子，坚持一两分钟就好，之后放下抬起的腿，反复做这个动作来刺激臀部。

还可以向后大幅度地伸腿，身体向前倾，让传递到臀部的刺激扩散到竖脊肌等其他核心肌肉。

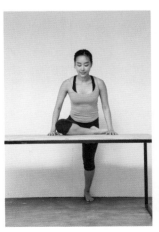
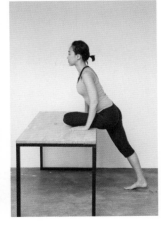

将支撑腿的骨盆向外转动，调整姿势使肚脐朝向正前方，以肚脐接触桌面，而不是用弓背的姿势前倾上身，避免弯后背，使肩和骨盆保持一条直线。

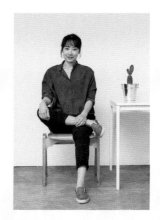
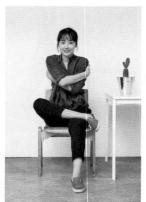
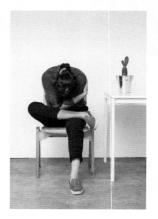
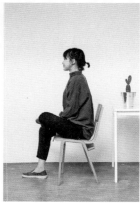

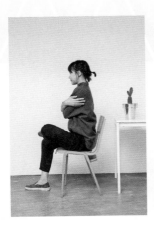 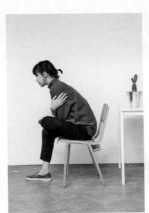 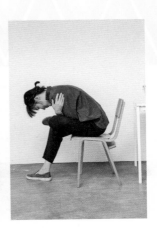

　　用双臂轻轻环抱身体，可以在刺激臀部的同时伸展菱形肌，之后弯曲上身，前倾。

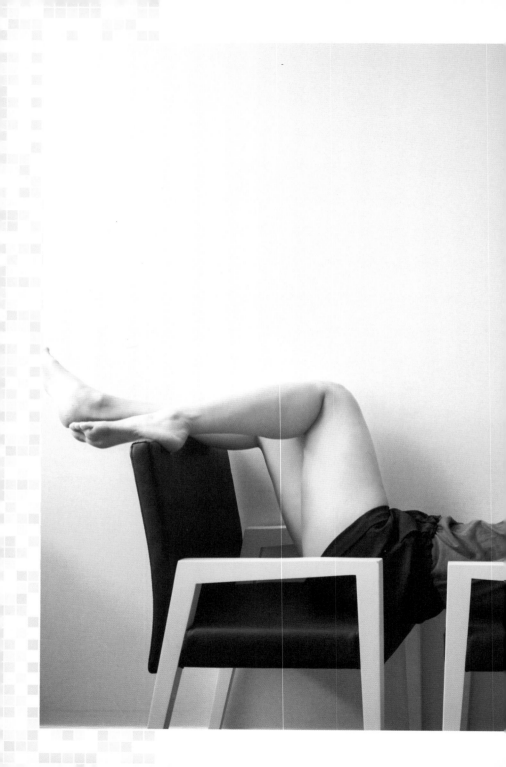

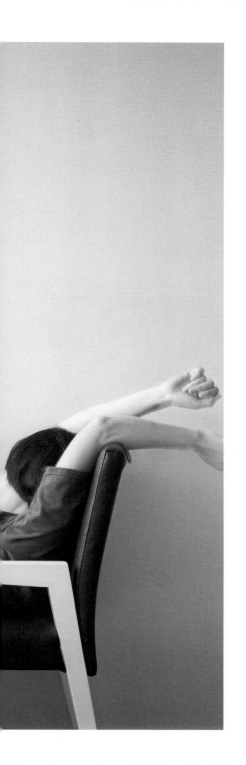

第四章

四肢

——

手臂和双腿

我们是活动的动物，
也是有双臂和双腿的人

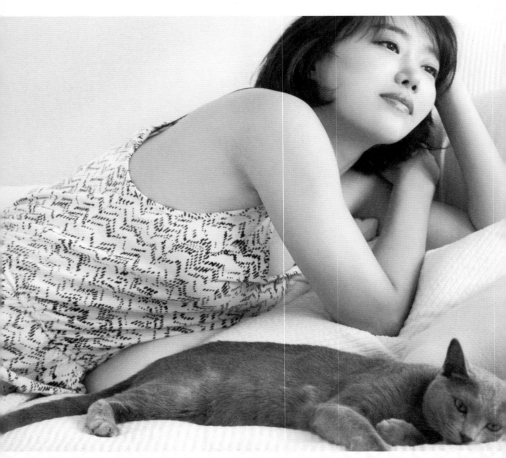

能够活动，
是动物与植物的区别。

拥有双臂和双腿，
是人与其他动物的区别。

我们既是带着意识活动的动物，
又是长着双臂和双腿的人。

原始人类的活动助力——股四头肌

被坚硬的骨头包着的柔软的大脑控制着我们的意识，每当我们哭、笑、爱、恨时，"电信号"会沿着脑神经传达我们的意识。为了养活意识，心脏要把血液送到大脑。这一切从在妈妈肚子里，我们都没有记忆的时候就已经开始……

所以，身体和头部不仅仅由肌肉组成。头内有大脑，身体内有心脏、肺以及消化器官等，还有很多和肌肉无关的组织。但是，四肢却是完全为了活动而存在的。纯粹为运动而存在的四肢被肌肉包裹，其中使两条腿能够站立、行动的重要肌肉就是大腿前侧的股四头肌。足球运动员膝盖上方，这个肌肉相当凸出，它是由四块肌肉聚集在膝盖上呈现出的状态。如果说伸展髋关节的最重要肌肉就是臀部的臀大肌，那么伸展膝关节的最重要肌肉就是股四头肌。

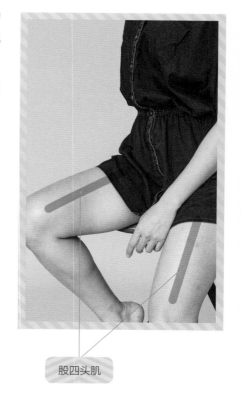

股四头肌

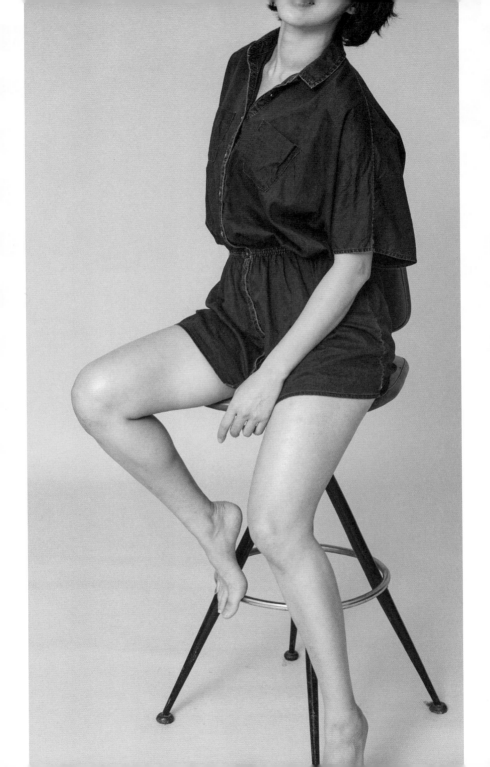

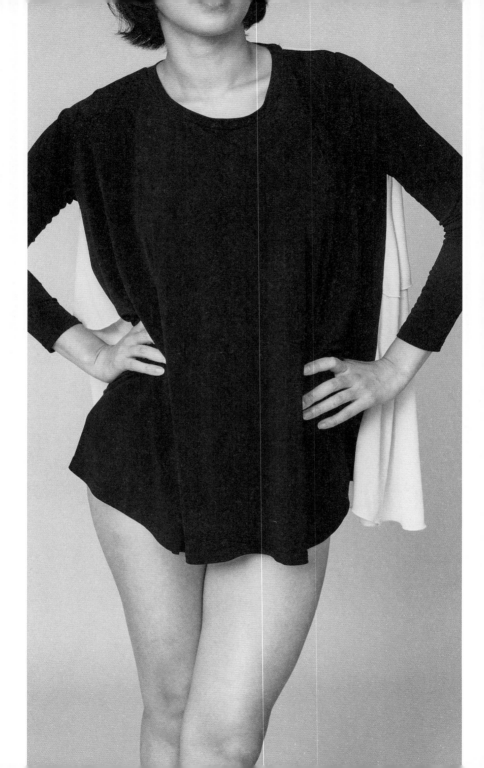

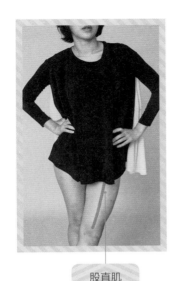

股直肌

股四头肌用于伸展膝关节、弯曲髋关节。伸展膝关节时，这四块肌肉都参与，但弯曲髋关节的肌肉只有一块，就是股直肌。这块肌肉比股四头肌的其他三块肌肉更薄且无力，所以在走路、跑步过程中提供的力量所占的比重较小，主要在股四头肌中用来弯曲髋关节。在将伸直的身体弯曲的动作中，我们要特别关注一下帮助最主要的髂腰肌弯曲身体的股直肌，这并非是因其力量而是因其功能。

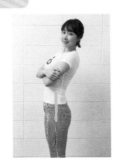
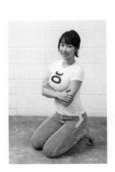
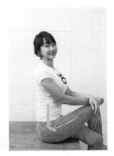

垂直抬腿的芭蕾舞演员，踢出强劲膝击的泰拳运动员，在体育馆练习仰卧起坐的运动员等很多人都是需要利用髋关节来弯曲身体的。其中，有一个我们最熟悉的动作，就是坐在椅子上的动作。你可能连想都没想到，我们一整天都靠着弯曲髋关节来坐在椅子上。靠在椅子上学习和工作时，也许你感觉很舒服，但我们的核心肌肉却因椅子变成了无用之物。股直肌也不例外，坐在椅子上时，股直肌和髂腰肌会一起收缩、逐渐变硬。如果我们每天工作 8 小时，那么在每天长达三分之一的时间内，股直肌和髂腰肌的肌肉一直在收缩。如果我们就这样习惯于坐在椅子上，股直肌和髂腰肌会渐渐衰退，身体的核心肌肉也会垮掉。

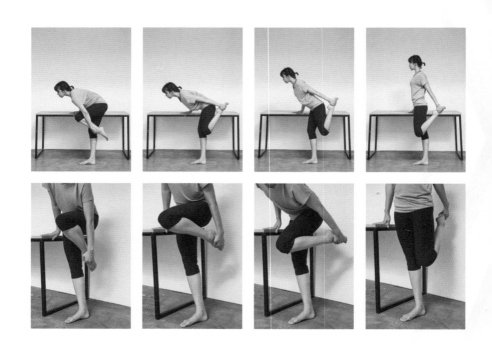

　　一只手固定好身体，避免晃动；另一只手抓住脚背，上身尽量前倾。用手缓缓地引领抬起的腿向后抬起，使其脚背平稳地贴上臀部。保持这个姿势一定的时间后缓慢恢复。

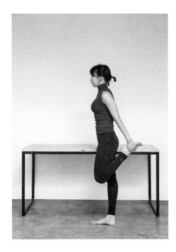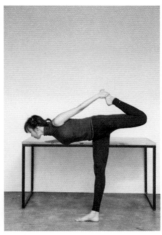

越是向前弯曲身体，髂腰肌的参与程度就越大。

与其特意腾出时间做伸展运动，不如随时随地把
脚靠在墙壁或椅子上，伸展经常弯曲的股直肌吧。

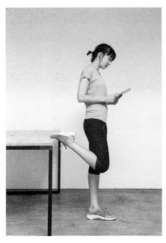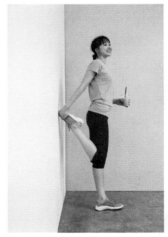

谁笑到最后，谁笑得最好——腿后腱

　　翻一翻手机电话簿，能看到好几年没联系的人名。不论是每天一起工作的同事，某些比家人还亲近的朋友，还是勉强能想起长相的熟人，如果长时间不联系，都会渐渐陌生起来，就算是再亲近的人也是这样。

　　站在镜前看一下自己的身体，镜子不会照到你的后半身，就像再亲近、再珍惜的人，只要看不见就会从内心逐渐疏远一样，身体也不例外。

　　只是因为能被看见，腹肌和胸大肌成了我们塑形时最想要锻炼的肌肉。股四头肌也是如此，因为它强劲有力，容易通过运动来刺激到。但是，如果没有使膝关节弯曲的腿后腱，伸展膝关节的股四头肌就不能活动了，而我们却常常忽略这块肌肉。

　　我们身体的所有关节都是由按相反方向活动的一对肌肉围绕的。靠胸大肌和背阔肌，手臂可以向前、向后活动；手腕通过伸肌和屈肌的组合向前、向后弯曲；腿部的股四头肌和腿后腱是用来伸展和弯曲膝关节的一对肌肉。在运动中，我们把这些成对的肌肉叫作主动肌和对抗肌。活动关节时，收缩的肌肉就是主动肌，伸展

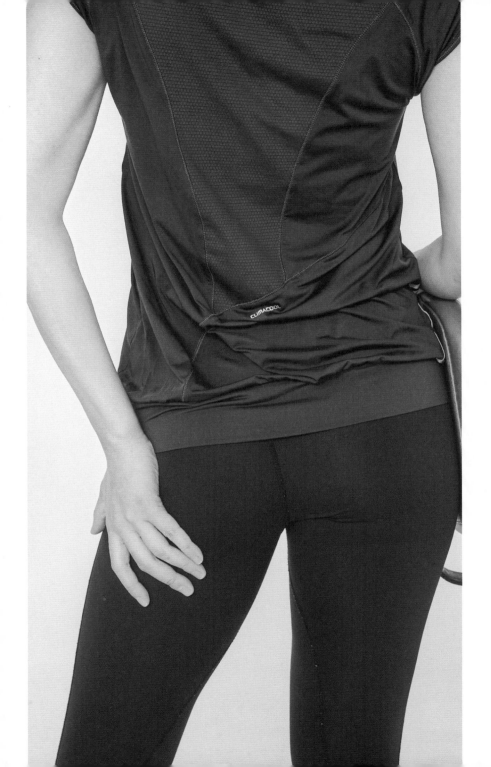

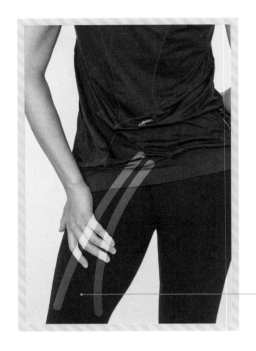

腿后腱

的肌肉就是对抗肌。如同随着月圆月缺，同一个月亮的名字会有不同，主动肌和对抗肌也仅仅是一类肌肉的两个名字而已。伸展膝关节时，作为主动肌的股四头肌，在弯曲膝关节时又变成了对抗肌。

我们没必要详细知道某块肌肉是主动肌还是对抗肌。我们需要知道的是所有肌肉都是成双成对活动的。只有成双成对，才能柔和地活动关节。像小心地放下婴儿、芭蕾舞演员的小踢腿（Battement）等柔和细微的动作，不仅仅靠向主动肌下达命令的中枢神经的信号控制，如果没有适当控制主动肌强烈收缩的对抗肌，就不能实现四肢细微的活动。呵护肌肉以保持这种平衡就是你的义务。

我们无需在做伸展活动时给自己过多的精神压力，也无需承受勉强自己做动作的痛苦。

　　抬起一条腿置于桌子上，伸直脚尖，肚脐朝前，转动骨盆。弯曲上半身，感受更多的刺激。转动骨盆，使上半身与桌边缘平行。还可以增加上半身弯曲的角度，使大腿内侧受到刺激。

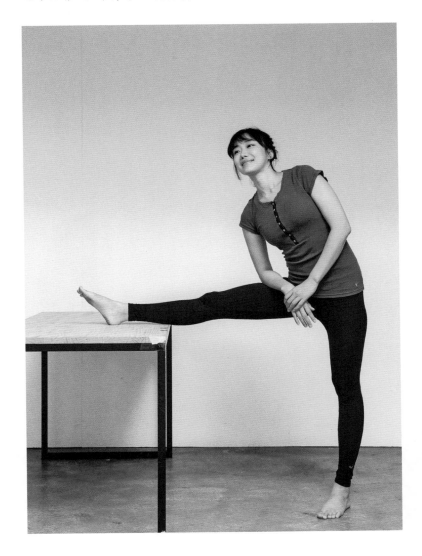

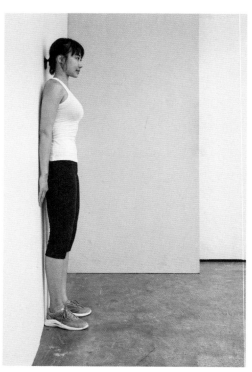
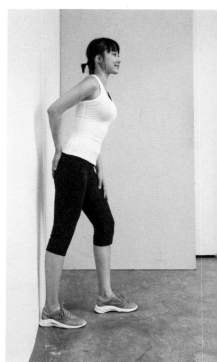

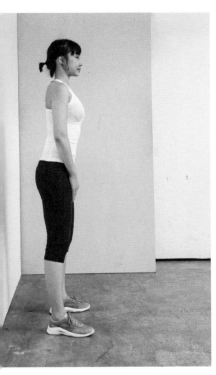 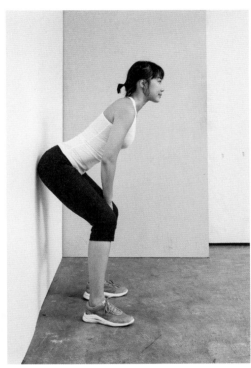

　　背靠墙站立，双腿向前迈一步。低下上身，弯曲身体，使臀部轻触墙壁，然后起身。保持臀部靠近但不接触墙面，尽量坚持一分钟以上的时间，然后起身。

练习动作时，要暂时放下增加柔韧性和姿势要好看的想法；也无需承受痛苦，勉强做一些自己做不到的姿势。

如同整理一下衣柜，不要把运动当成正式的运动，而要当成只是放松一下，这就足够了。

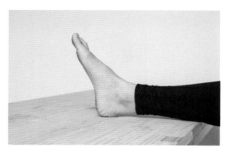

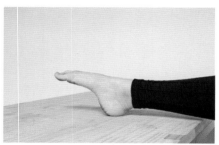

轻轻下压翘起的脚尖使脚后跟有肉的部分接触桌面。不要用骨头接触桌面，以免产生疼痛。

静静的
"夜晚肌肉"

　　从腰部沿着骨盆光滑进入裤腰的肌肉线条，对男女来说都是性感的象征。但是你知道吗？叫作耻骨的这条曲线原来叫作肠骨，而真正叫作耻骨的骨头却位于肚脐下面一拃远的位置，隐藏在只有脱下内裤才能看见的隐秘位置。

　　但是，不论是性感的肠骨，还是藏在隐秘部位的耻骨，都是组成骨盆的附件。一开始把肠骨叫作耻骨的人，大概也是因为这两块骨头都位于骨盆处吧。组成骨盆的肠骨和耻骨，附在肠骨的髂腰肌和附在耻骨的内收肌都有一个共同点。

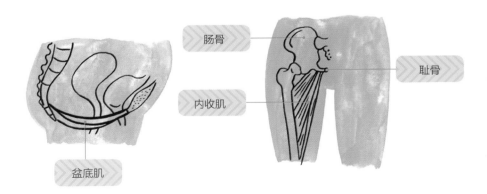

肠骨

耻骨

内收肌

盆底肌

这两块都是"夜晚的肌肉"。

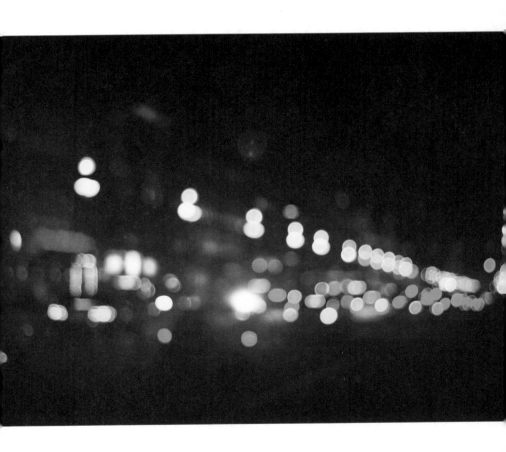

我们靠髂腰肌和臀大肌，还有盆底肌和内收肌产生腰部力量。产生节奏运动的髂腰肌和臀大肌，支撑生殖器官的盆底肌，渴望炽热夜晚的内收肌，如果不用都会伸长、变弱。

当然，这不是全部。在粗壮的肌肉中，内收肌虽然不能产生很大的力，但它附在耻骨与膝盖之间，起到收紧双腿和提高膝盖稳定性的作用。如果膝盖和房事都不尽如人意，其原因可能就是内收肌不够强壮。再多说一句，针对性激素水平很高的运动员所做的研究结果显示，内收肌负伤会导致性欲减退。但是，如果因为内收肌的损伤导致不能带来夜晚的快乐，而放任不管直至逐渐失去夜晚的快乐，那就是你的责任了。

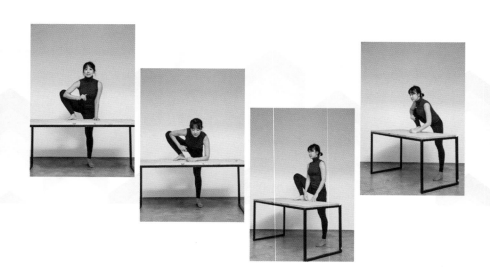

把腿放在桌子上，低下上身。柔韧性极差的男性和女性无需做这种伸展运动。

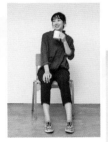
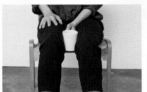
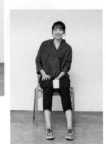
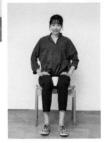

　　把水杯或其他辅助工具固定于膝盖内侧，集中精力
感受臀部和大腿内侧肌肉，强力收紧大腿坚持30秒以上。
另外，利用小球或靠背也可以，没有必要使用凯格尔运
动器械，只要有夹在两腿之间的小物品就足够了。

第二个心脏——
小腿的比目鱼肌和
腿肚的腓肠肌

　　重力是普遍存在的,我们体内流动的血液也不例外。

　　我们体内仅有 5 升左右的血液,还填不满四个 1.5 升的饮料瓶。心脏使全身血液每分钟循环一次;每次跳动,心脏泵出 70 毫升左右的血液,还不到半盒牛奶。慢慢流到脚尖后回流到心脏的血液,也因重力作用而积存起来。无论你是坐着还是站着,只要长期保持一个姿势,腿部下垂,就不能避免血液积存到腿肚上。

　　我们体内的血液并不都是快速流动的。带着满满的氧气和营养成分从心脏出发的血液,沿着动脉、经过毛细血管将这些成分输送到全身,再"回收"代谢物。从鲜红色而变成黑红色的血液,沿着静脉返回心脏。在我们体内,有 3 升血液被积存在静脉中,其中很多血液积存在腿上。整天站着或不活动的人,腿上有难看的、突出的血管,就是因为积存血液的问题。在百货店及美容店站着工作的服务人员,经常会得下肢血液循环不畅、小腿静脉曲张等职业病,而在办公室坐着工作的人,腿上的血管也会凸出,这都是血液流动不畅的后果。

　　把下肢积存的血液送上去就是覆盖腿肚的比目鱼肌和腓肠肌的任务。这些肌肉的收缩,可以挤压腿部静脉

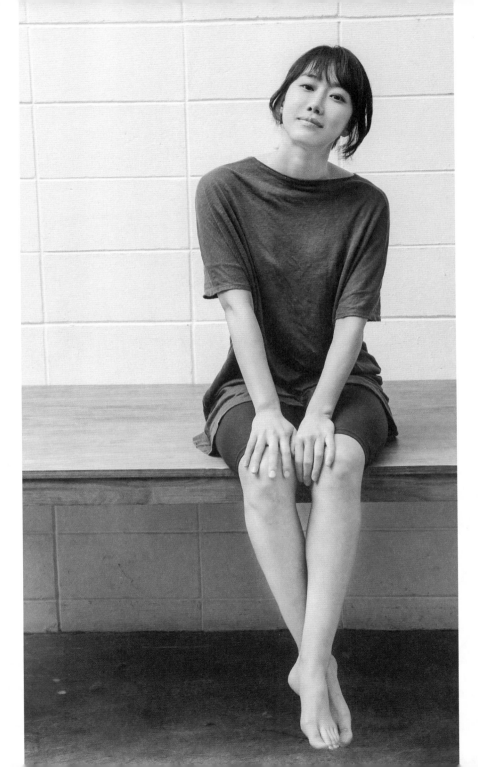

不断向上输送血液。可以说腿肚就是对抗重力的"第二心脏"。但是，对于不活动、只追求光滑腿肚的人来说，腿肚已经不再是第二心脏，只会在将来出现难看的血管，给自己带来困扰而已。注意，下肢静脉瘤是由于我们停止第二心脏功能而产生的疾病。

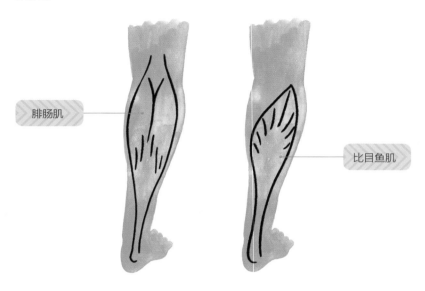

腓肠肌

比目鱼肌

小腿肚肌肉由两层肌肉组成：宽阔的
比目鱼肌和其上面的一对腓肠肌。

　　借用古代神话主人公名字命名的阿基里斯腱，是从后面连接腿肚与脚的支撑带。这个阿基里斯腱连接着两层肌肉，即能触摸的凸出的腓肠肌和其下面平薄的比目鱼肌。

　　就像南半球的蝴蝶扇动一下翅膀就能在北半球引发一场台风一样，由于我们的身体相互连接，一侧小小的扭曲会引发另一侧很大的问题。例如，如果内收肌缺乏柔韧性，会牵拉膝盖，向内扭曲的膝盖会使脚踝同样向内扭曲，对腿肚也产生影响。

因为平时不使用而失去平衡的腿肚肌肉，以及因采取相同姿势而变硬的腿肚肌肉都会逐渐失去柔韧性，限制脚踝的活动。扭曲的脚踝会改变我们走路的姿势，而因扭曲的姿势而转动的膝盖，在走路的每一瞬间都会改变大腿骨的角度，从而使连接大腿骨的骨盆也扭曲，最终导致腰痛。这一切只是因为腿肚肌肉变硬而已！

直立行走是人类与动物的重要区别。为此，我们要让腿肚肌肉活跃起来。扭曲的骨盆也好，凸出的静脉瘤也好，如果想要恢复到原来的样子，都需要我们付出努力，改变现状。

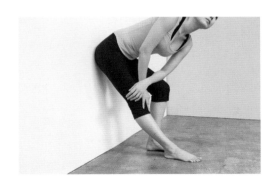

两腿自然直立的方向要完全成为右图所示的样子。

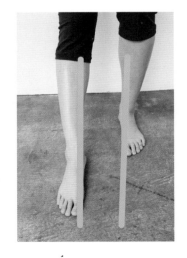

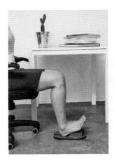
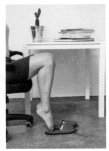

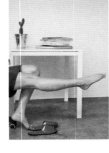
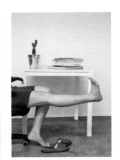

　　虽然专门腾出时间做第二心脏——腿肚的运动最好，但对于经常坐着的我们来说，通过坐姿练习、绷紧和弯曲脚背来活跃腿肚肌肉也是很好的方法。

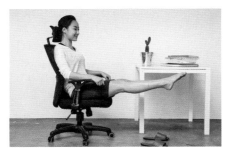
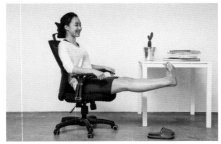

　　伸直膝关节时，两层腿肚肌肉和围绕小腿的肌肉都能得到伸展。

即使同是附在腿肚上的肌肉，其功能并不都是一样的。同样是连接在阿基里斯腱，腓肠肌是越过膝盖连在大腿骨上，而比目鱼肌则连在小腿胫骨上。我们走路和跑步时，帮助腿后腱弯曲膝关节并用力较大的是体积大、长度大的腓肠肌。与如此积极活动的腓肠肌相反，比目鱼肌却起到了在我们站立时固定脚踝以防止身体晃动的作用，从外部全然看不到。

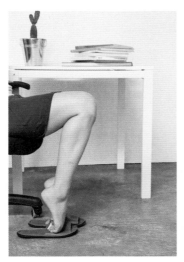

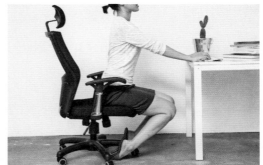

坐姿，伸直脚背，慢慢向后压。

就像放松颈部肌肉一样，让不活动的腿肚做一下伸展运动也很重要。你可以向后推椅子，然后弯腰抓住脚踝，感受腿肚肌肉伸长带来的刺激，让疲惫的身体暂时休息一下。

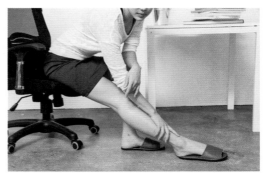

比起表面上凸出的腓肠肌，在日常生活中我们更需要的是比目鱼肌的活动。比目鱼肌不仅有固定脚踝的作用，还有把积存在静脉的血液送上去的作用。

回想一下，我们的生活其实是靠着周围默默无闻地一起生活的人们才能够维持的。家人、同事及朋友等，虽然表面上看不出来，但因为有了从心里真心帮助和支持我们的人，我们才能够一直向前。比目鱼肌默默无闻地在原地做自己的工作，但其重要性等同于表面上能看到的腓肠肌。一整天在一个地方站岗的哨兵，也会使裤腿里的腿肚不断用力、放松，以促进血液循环。所以，你只需随时收紧和松弛腿肚肌肉，就能把积存在腿肚的血液送上去。只需简单地伸展和挤压，就能活跃僵硬的腿肚肌肉，这应该是不幸中的万幸吧！

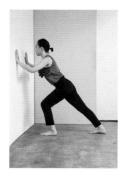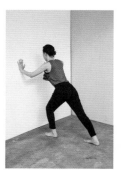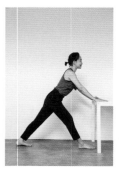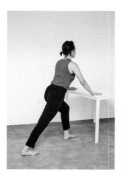

固定好身体，从头到脚伸展身体，使其变成一条直线，脚底完全接触地面，两脚角度完全平行。朝向前面，双手在前面找到一个支撑面，慢慢用力，每侧伸展3分钟左右。就像偶尔开窗透气一样，伸伸懒腰站起来活动一下腿肚肌肉吧。

令双手更灵巧——
肱桡肌

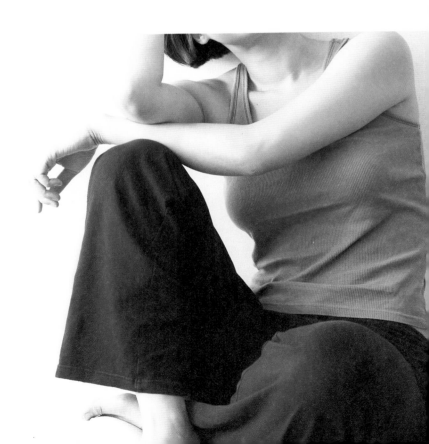

伸肌

屈肌

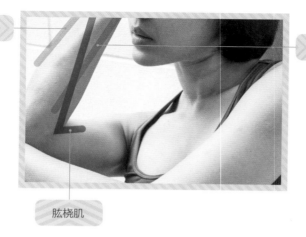

肱桡肌

与因走路而发达的强劲大腿相比，手的进化是为了进行细微的活动。用手术刀的外科医生的精细手艺，让全世界惊讶的画家的笔迹，都出自能完成细微动作的指尖。当然，我们这些平凡的人也在每天敲打键盘、用筷子夹菜，用手做着灵巧的动作。

但是，我们在日常生活中使用手来做的动作，只是手能做的事情中的极少一部分而已。比起手指的完全伸开或完全攥起，我们的手指更多时候呈现出向前稍微弯曲的状态，没有大的动作要做，也无需过多用力。弯曲手指的肌肉位于胳膊内侧，而伸展手指的肌肉位于胳膊外侧。

从颈部到腰部的过度收缩会使我们遭受痛苦，手也是如此。敲打键盘、翻书页、用筷子时，手指始终向内弯曲，而弯曲手指的胳膊内侧肌肉也在收缩着。双手交叉、伸直手臂时，我们感到非常舒服，这是因为我们在生活中过度收缩了胳膊内侧肌肉。

由于过多地使用电脑和手机，我们的手承受着过大的负担，甚至会患上钢琴家才能患的职业病。这些人每当活动手腕时，都会承受针扎似的疼痛。如果感到不适，你都需要暂时放下手头的工作，伸一个大大的懒腰。

从活跃肌肉的角度出发，你无需关注胳膊。因为胳膊没有像腿一样的血液循环泵的作用，日常生活本身已经足够累的了，所以如果有时间倒不如浅尝辄止地运动一下，避免给自己太多负担更好些。

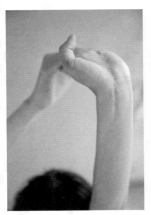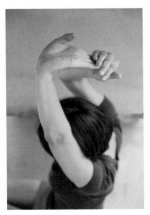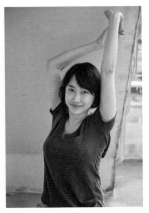

向上做伸展运动，使手掌彻底伸开。

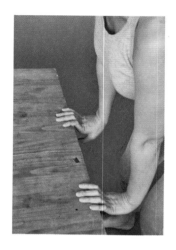

把手指第二指节搭在桌沿上，伸展弯曲手指的肌肉。

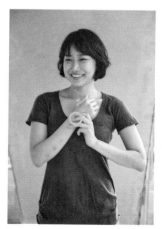
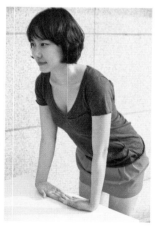

以上图所示的部位为中心按摩。放下肩膀，在伸直胳臂肘的情况下，慢慢压手背。

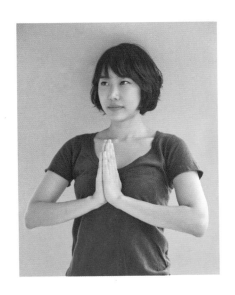

让弯曲的手指和手腕的屈肌暂时休息一下。

像祈祷一样双手合十，保持这个姿势让手指朝下。在做这个动作时，要始终放松容易用力的肩膀。

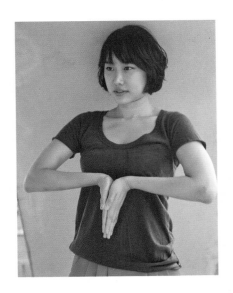

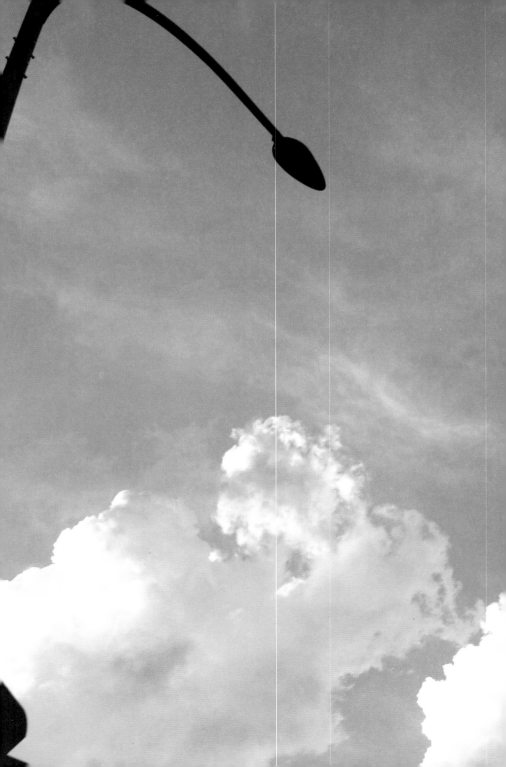

与其被圈在时刻要做点什么的想法中承受压力，倒不如什么也不做，就那样待着。

我们需要的既不是彻底地摆脱日常生活，也不是激烈的运动，而是日常生活中常见的休息。

让心中留下一片悠闲，暂时休憩一下。

结　语

找到希望健康的朴素愿望

去年 11 月完成初稿的时候，我计划写一本轻松做伸展运动的书，用了三天时间完成了草稿，并寄给了一家大型出版社。可能是因为上次作品获得成功的缘故吧，签合同的过程非常顺利，与网络上到处都有的伸展方法相比，我自认为我的方法非常完美。签完合同后，应出版社增加原稿内容的要求，我们重新打开了几个月没看过的原稿。从那时候开始，我们与原稿进行了令人厌烦的"斗争"。

回想一下，我们是专业运动员而不是普通人，但写初稿时还没有意识到这一点。在初稿中叙述的大部分伸展运动，只不过是与普通人常出现的身体疼痛毫无关系的动作，或是即使不做对身体也没什么影响的无用动作。以运动为职业的我们将从事运动后所做的动作理所当然地写进原稿，但这并没有解决普通人真正的身体困扰，其实和网络上到处都有的无用信息没什么区别。一开始自己并没有认真想过这些问题，只有自以为是、掌握正确的运动知识的错觉。于是我们重写原稿，就这样过了半年时间，我们发现了自己的浅薄，甚至还趴在地上痛哭了一场。这本书是把傲慢的我们重新改造的成果。

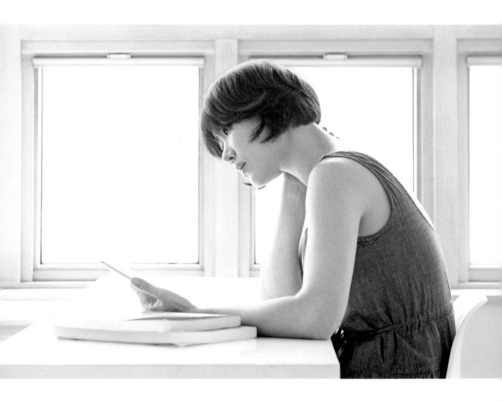

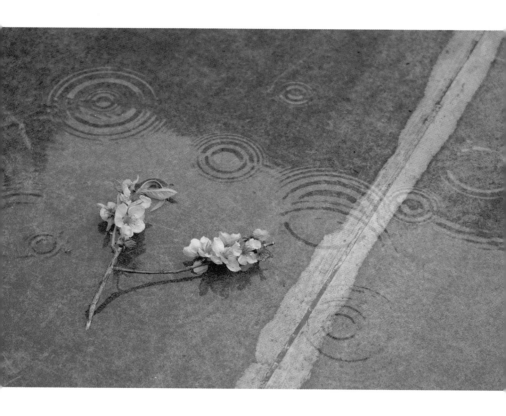

有很多人帮助了我们，使我们没有半途而废，很感谢他们。我们以武侠小说中寻找高手指点的侠客之心，请教了很多周围的人，负责审校的韩东石老师给了我们最大的帮助。他不只是看完原稿、改改名字，而是在长时间临床经验的基础上，一字一句地找出了原稿中存在的问题。一直到深夜还给我们辅导"量身定做"的补课内容，还查阅了很多参考文献。另外，还要衷心感谢不顾医院繁忙的工作，从物质和精神方面帮助我们的吴承浩老师、高道日老师、金俊洙老师及金勇世老师！

从完成原稿到出版，我们经历了很多波折。

修改几十次后，我们才稍微懂得并找回了做这本书的初衷。写原稿的我们俩人是在充满彷徨的 20 多岁时失去过健康的人，这就是 Fitology（作者的健身工作室名称）的初衷。就像我们用运动治愈身体和心灵一样，我们希望其他人也能感到那种幸福。我们已经感觉到了现在才找到的那种希望健康的朴素愿望。

差点忘了，还有值得感谢的人，那就是你们：广大读者朋友，没有你们就没有这本书。我们想在这本书中提醒诸位：应该反省身体不好时才做运动的做法，应该时刻关注因工作繁忙而放任不管的身体的健康状况。我们努力说出读者想听的话，而不是我们想说的话；不是催促而是予以拥抱。虽然表达方式欠佳，但希望广大读者朋友能理解我们的真心。

通过阅读这本书，希望你能保持健康。

于 2015 年夏末，
Fitology 的 A 和 K

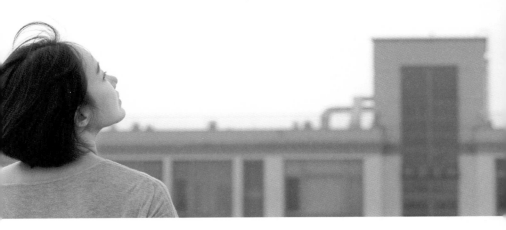